Jocelyne Robert

Jo-Anne Jacob

Illustrations de Jean-Nicolas Vallée

Ma sexualité
de 0 à 6 ans

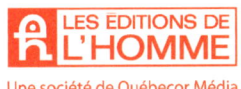

Correction: Odile Dallaserra et Sylvie Massariol

Données de catalogage disponibles auprès de Bibliothèque et Archives nationales du Québec

DISTRIBUTEURS EXCLUSIFS:

Pour le Canada et les États-Unis:
MESSAGERIES ADP inc.*
2315, rue de la Province
Longueuil, Québec J4G 1G4
Téléphone: 450-640-1237
Télécopieur: 450-674-6237
Internet: www.messageries-adp.com
* filiale du Groupe Sogides inc.,
  filiale de Québecor Média inc.

Pour la France et les autres pays:
INTERFORUM editis
Immeuble Paryseine, 3, allée de la Seine
94854 Ivry CEDEX
Téléphone: 33 (0) 1 49 59 11 56/91
Télécopieur: 33 (0) 1 49 59 11 33
Service commandes France Métropolitaine
Téléphone: 33 (0) 2 38 32 71 00
Télécopieur: 33 (0) 2 38 32 71 28
Internet: www.interforum.fr
Service commandes Export – DOM-TOM
Télécopieur: 33 (0) 2 38 32 78 86
Internet: www.interforum.fr
Courriel: cdes-export@interforum.fr

Pour la Suisse:
INTERFORUM editis SUISSE
Route André Piller 33A, 1762 Givisiez – Suisse
Téléphone: 41 (0) 26 460 80 60
Télécopieur: 41 (0) 26 460 80 68
Internet: www.interforumsuisse.ch
Courriel: office@interforumsuisse.ch
Distributeur: OLF S.A.
ZI. 3, Corminboeuf
Route André Piller 33A, 1762 Givisiez – Suisse
Commandes:
Téléphone: 41 (0) 26 467 53 33
Télécopieur: 41 (0) 26 467 54 66
Internet: www.olf.ch
Courriel: information@olf.ch

Pour la Belgique et le Luxembourg:
INTERFORUM BENELUX S.A.
Fond Jean-Pâques, 6
B-1348 Louvain-La-Neuve
Téléphone: 32 (0) 10 42 03 20
Télécopieur: 32 (0) 10 41 20 24
Internet: www.interforum.be
Courriel: info@interforum.be

Gouvernement du Québec – Programme de crédit d'impôt pour l'édition de livres – Gestion SODEC – www.sodec.gouv.qc.ca

L'Éditeur bénéficie du soutien de la Société de développement des entreprises culturelles du Québec pour son programme d'édition.

 Conseil des Arts du Canada   Canada Council for the Arts

Nous remercions le Conseil des Arts du Canada de l'aide accordée à notre programme de publication.

Nous reconnaissons l'aide financière du gouvernement du Canada par l'entremise du Fonds du livre du Canada pour nos activités d'édition.

09-15

Imprimé au Canada

© 2015, 2005, 1986, Les Éditions de l'Homme,
division du Groupe Sogides inc.,
filiale de Québecor Média inc.
(Montréal, Québec)

Tous droits réservés

Dépôt légal: 2015
Bibliothèque et Archives nationales du Québec

ISBN 978-2-7619-4292-8

À Fanny

Table des matières

PRÉFACE 5

INTRODUCTION POUR LES GRANDES PERSONNES 6

L'histoire de JoJo 8

Jeux et activités 65

LE COIN DES GRANDES PERSONNES 77

CONCLUSION 87

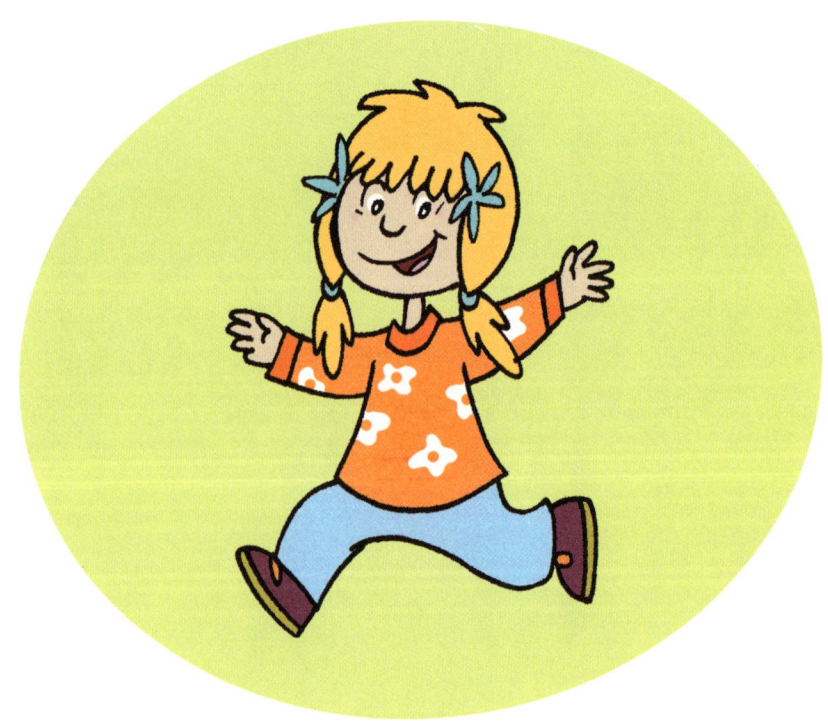

Préface

Ce livre raconte joyeusement les multiples facettes du développement sexuel du tout-petit et insiste sur l'importance d'une attitude ouverte et naturelle de la part des adultes. Il nous rappelle que le petit enfant exprime sa sexualité au fil de ses activités quotidiennes et que celle-ci fait partie intégrante du développement fascinant qui est le sien.

Enfin, ce livre veut répondre au besoin des parents de posséder des outils d'information et d'intervention en ce qui concerne la sexualité de l'enfant.

C'est donc avec les enfants que parents, éducateurs et éducatrices ou tout autre intervenant en petite enfance devraient explorer ces pages et partager leurs contenu, situations et jeux… tout simplement pour mieux les accompagner dans la découverte et l'apprivoisement de leur dimension sexuelle.

Introduction pour les grandes personnes

Par l'histoire de JoJo, nous désirons offrir au tout-petit l'occasion d'exprimer sa propre composante sexuelle, déjà bien présente et vivante en lui.

Nous souhaitons que parents, éducatrices et éducateurs y puisent des pistes susceptibles d'établir avec l'enfant un franc dialogue sur les questions relatives à la sexualité. Afin de cheminer vers cet objectif, qu'il nous soit permis de vous suggérer la démarche suivante :

- Lisez d'abord ce livre seul ; tentez d'identifier les thèmes qui vous rendent mal à l'aise, s'il y en a.

- Référez-vous à la section qui vous concerne à la page 77.

- Accompagnez l'enfant à travers l'histoire de JoJo ; faites la démarche avec lui ou elle, progressivement.

- Allez-y étape par étape, en vous attardant aux dessins qui retiennent davantage son attention ; laissez l'enfant choisir le moment propice pour aborder quelques pages avec lui ou elle.

- Ayez recours à votre intuition pour clarifier les questions de l'enfant et y répondre.

- Amusez-vous avec lui ou elle à compléter les illustrations ou à aller plus loin. Par exemple, la scène de la page 26 peut être à l'origine d'un questionnement : « Qui, crois-tu, a préparé ce repas ? Pourquoi ? », etc. Cette page, en apparence anodine, fait référence aux rôles et aux stéréotypes sexuels.

- N'hésitez pas à revenir sur certains thèmes du livre après que celui-ci aura été vu, lu, relu et… tout barbouillé.
- Soyez attentif à ne pas juger, censurer ou évaluer les commentaires du tout-petit.
- Soyez créatif et ne vous limitez pas aux suggestions proposées. Oubliez-les et abandonnez-vous avec l'enfant au jeu, au partage, à l'émerveillement.

N. B. L'histoire de JoJo, bien que simple et limpide, est très dense en thèmes relatifs à la sexualité : anatomie, découvertes et jeux sexuels, conception, fécondation et naissance, communication sexuelle adulte, abus sexuels, bons et mauvais touchers, rôles sexuels et stéréotypes de genre, réactions sexuelles du bébé, phases orale, anale et génitale, besoins affectifs, etc. Pour cette raison, il importe que la démarche soit progressive. JoJo a intégré tout cela à sa vie quotidienne en quelques jours, pour les besoins du livre-jeu. Il n'est surtout pas nécessaire que l'enfant en fasse autant, aussi rapidement. Chaque illustration ou groupe d'illustrations correspondant à un thème mérite qu'on s'y attarde selon l'intérêt et la curiosité de l'enfant.

L'histoire de JoJo

Allô!

Je m'appelle JoJo; j'ai 4 ans et ¾.

Eh! Il s'en passe des choses dans notre vie, depuis la naissance jusqu'à l'âge d'entrer à l'école! Bien des grandes personnes ont réfléchi et écrit là-dessus. On a tout à apprendre: manger, marcher, être propre, parler, jouer…

Mais c'est aussi à cet âge que l'on découvre son corps, que l'on veut savoir comment l'autre est fait, que l'on est curieux au sujet des bébés…

Les adultes autour de nous, on dirait que ça les gêne de nous parler de ces choses-là. À notre âge, on n'a pas encore beaucoup de mots. Comment leur dire qu'on a besoin qu'ils nous expliquent la sexualité, simplement, comme ils le font pour tous les autres sujets?

Ce livre-jeu, Jocelyne, Jean-Nicolas et Jo-Anne l'ont fait pour nous, les enfants, mais moi, je devine qu'ils l'ont aussi fait pour nos parents. Ils ont voulu les aider à être plus à l'aise avec notre sexualité, à cesser de considérer ses manifestations comme un «mal nécessaire».

Bienvenue dans ma bande! Je suis contente de passer quelques jours avec toi.

P.-S.: Dis à tes parents qu'il y a des pages pour eux à la fin du livre.

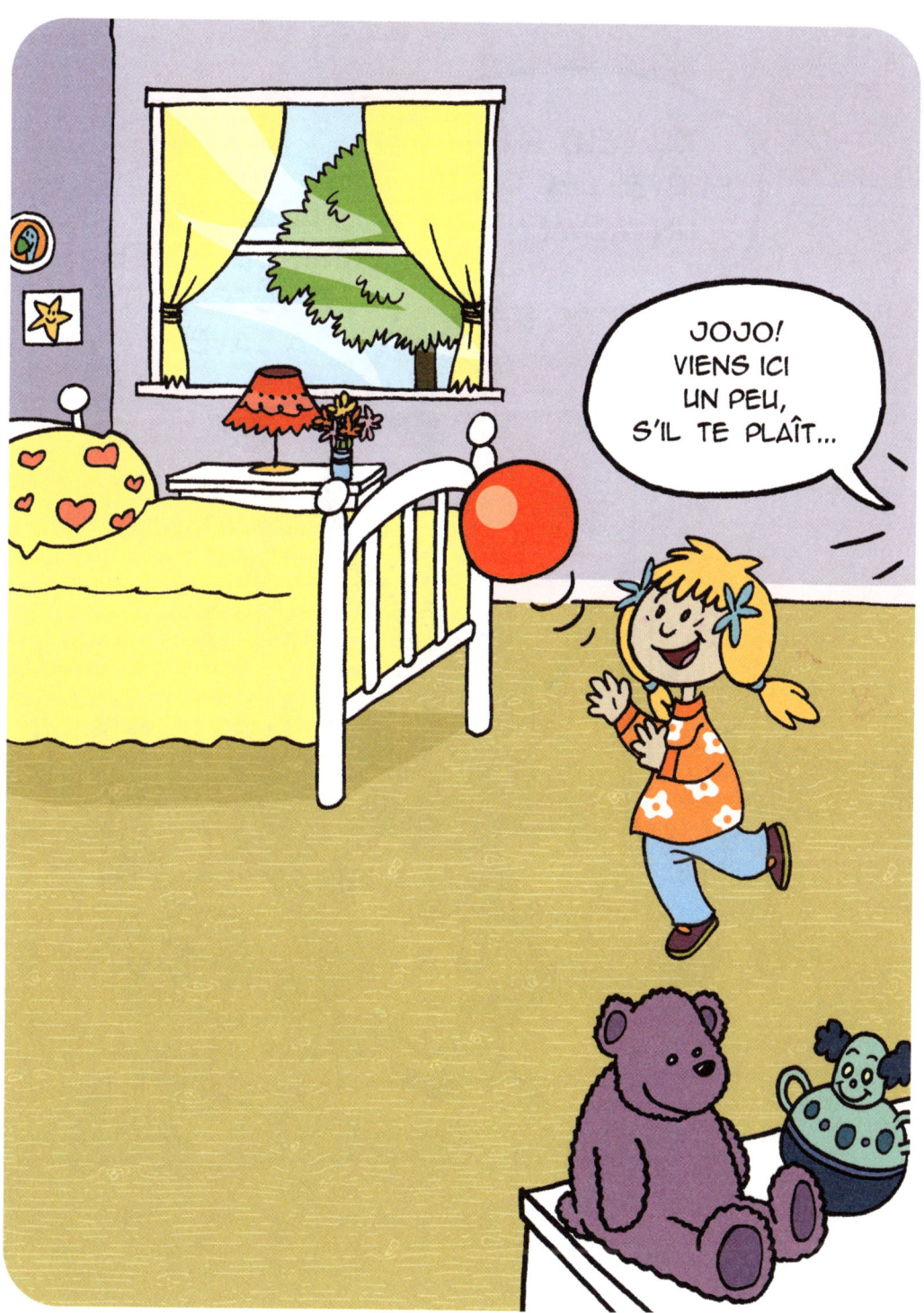

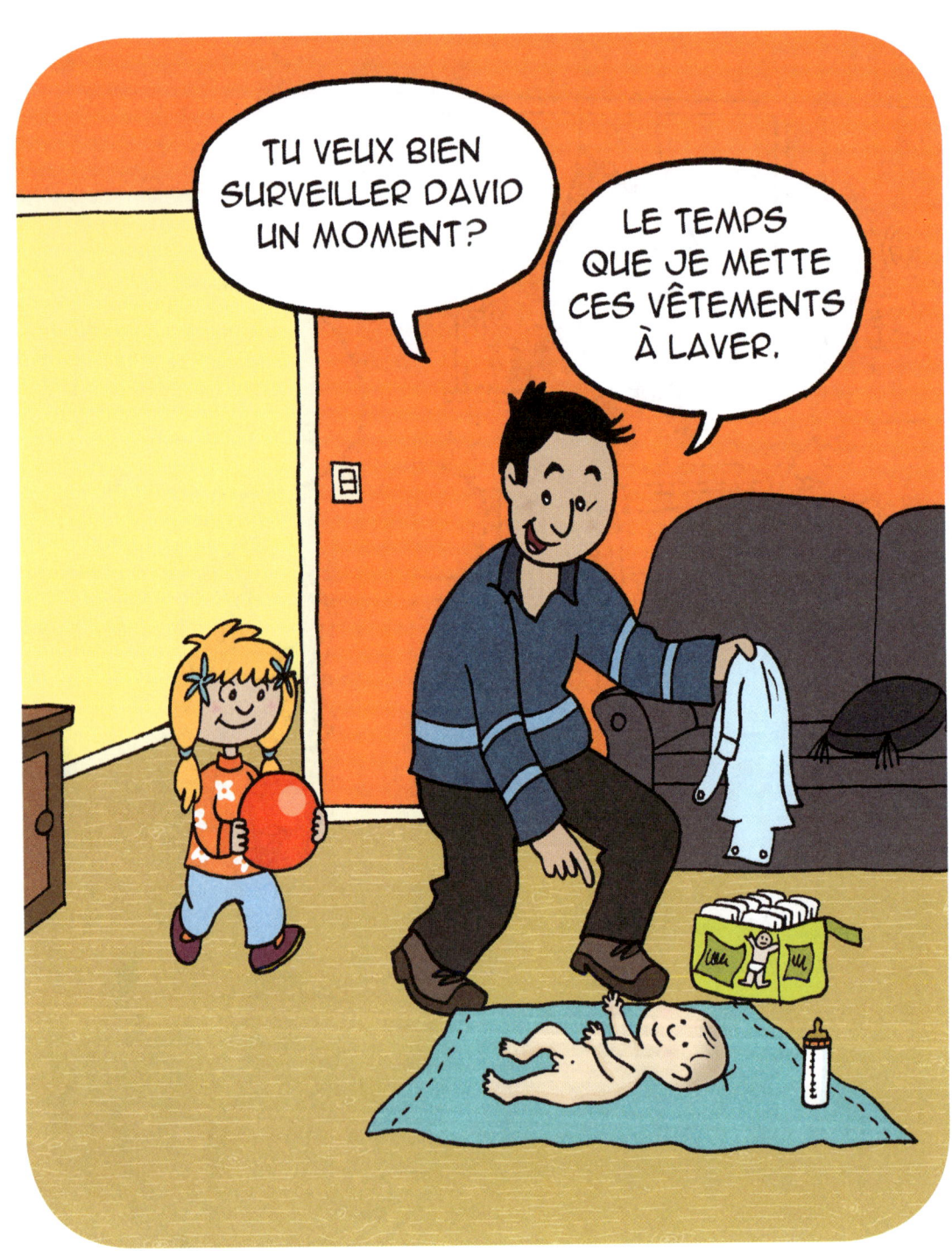

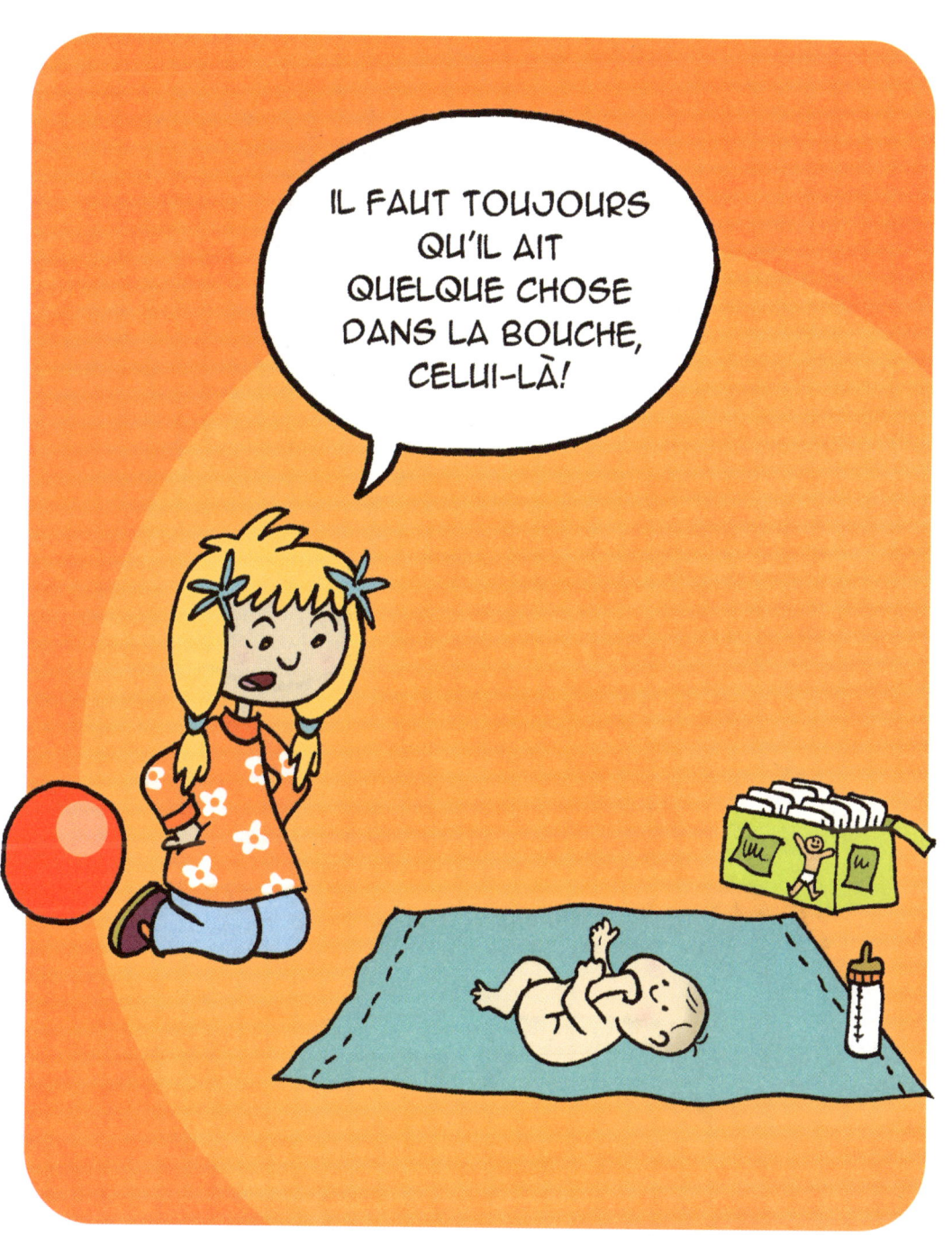

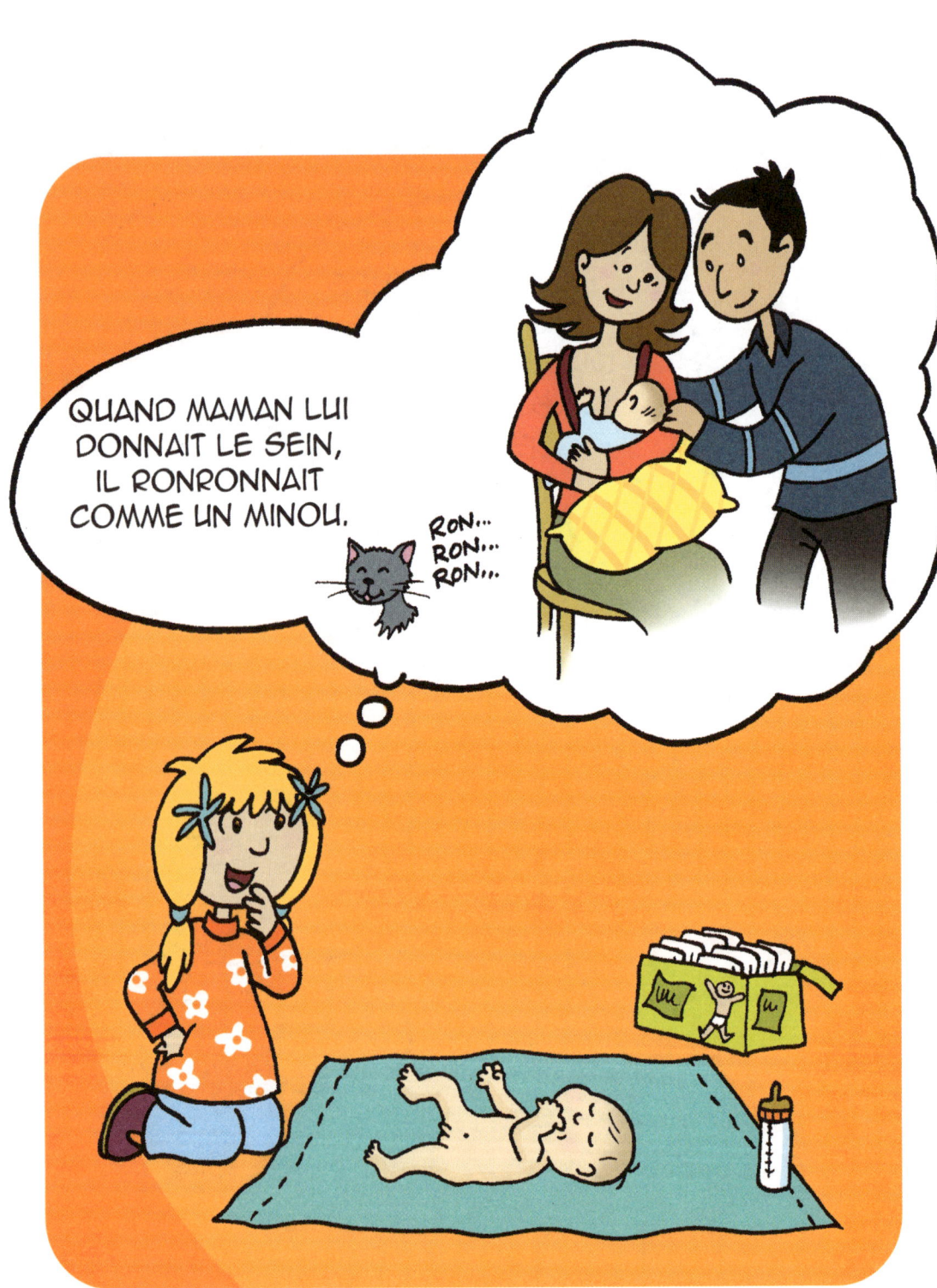

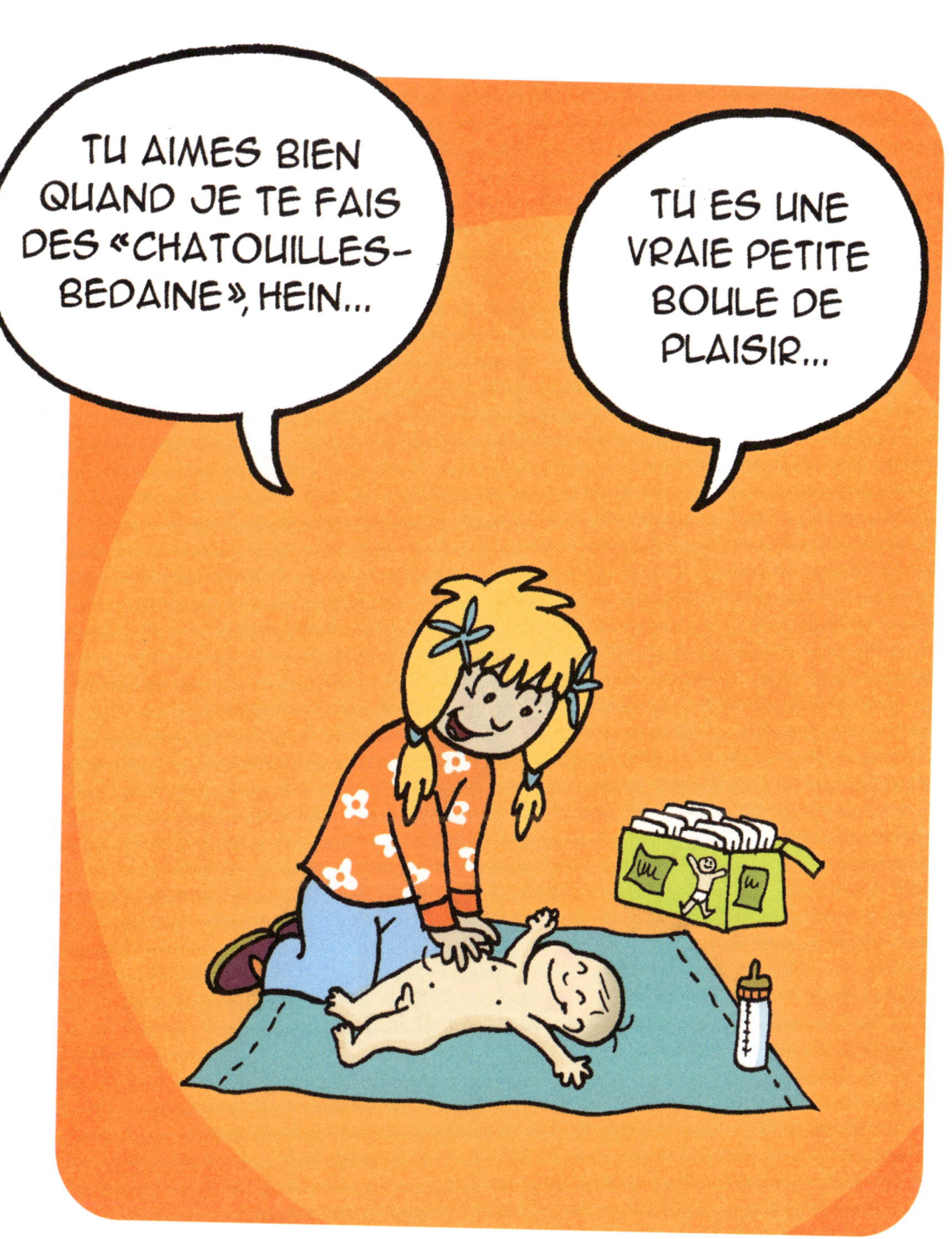

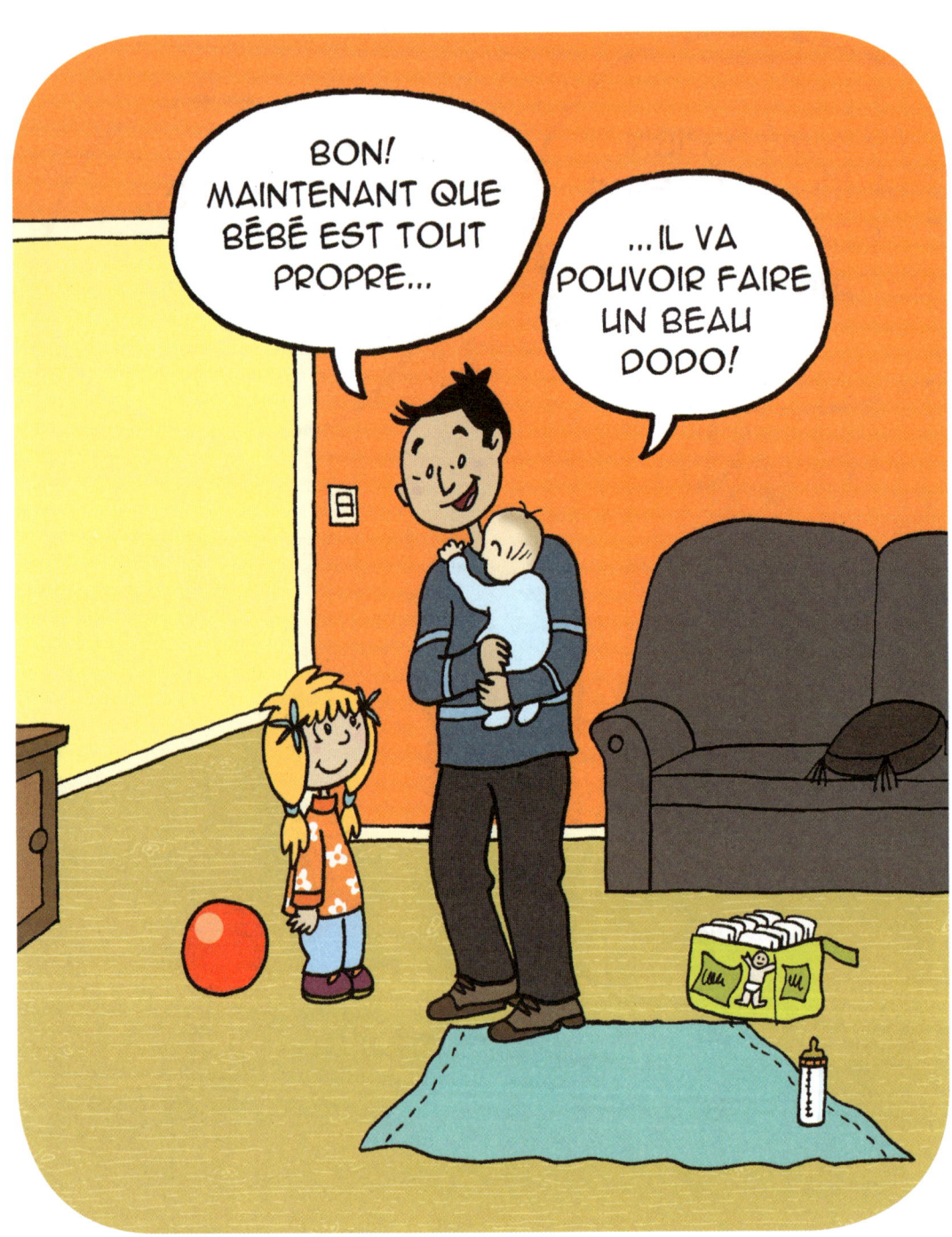

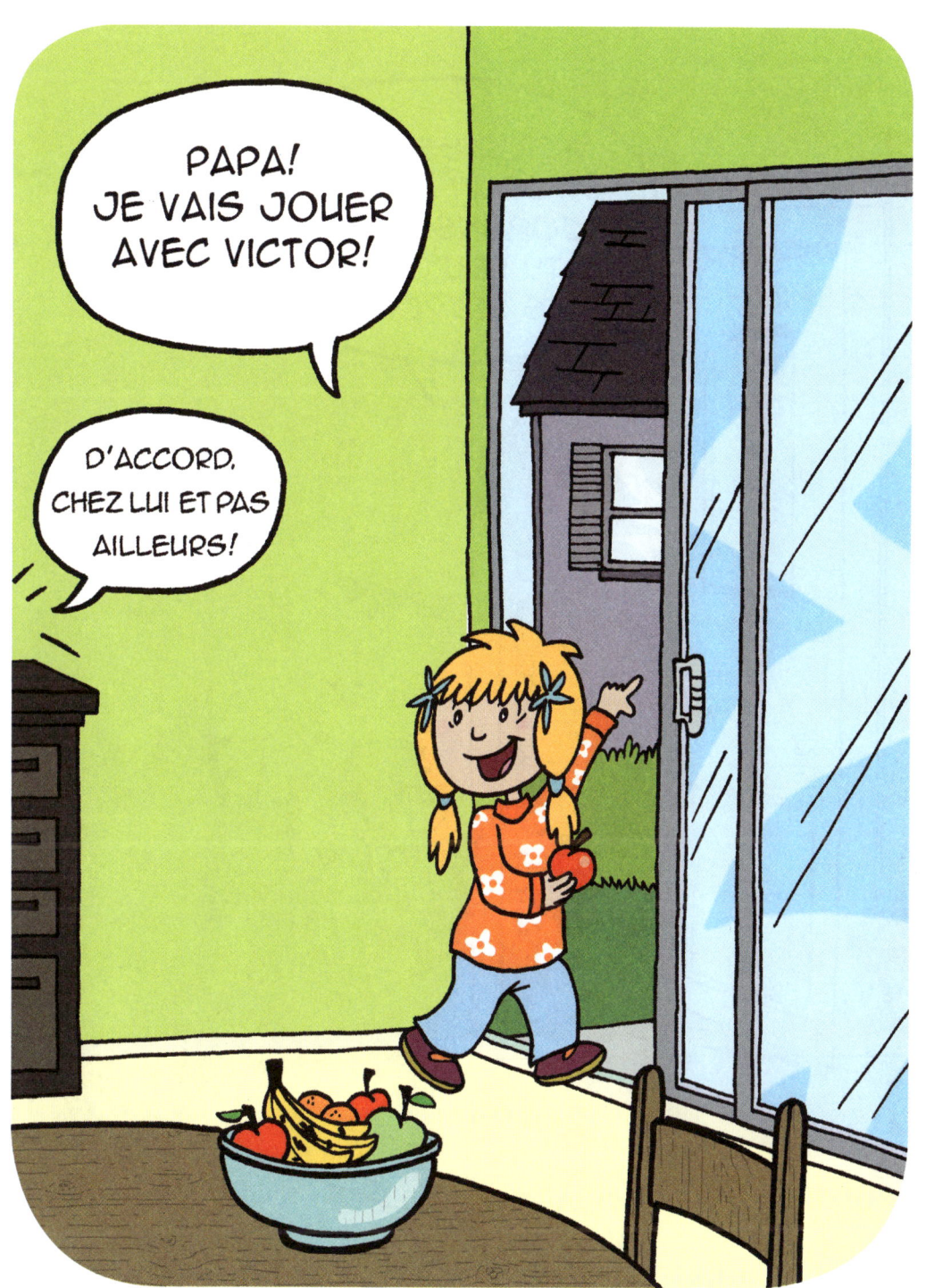

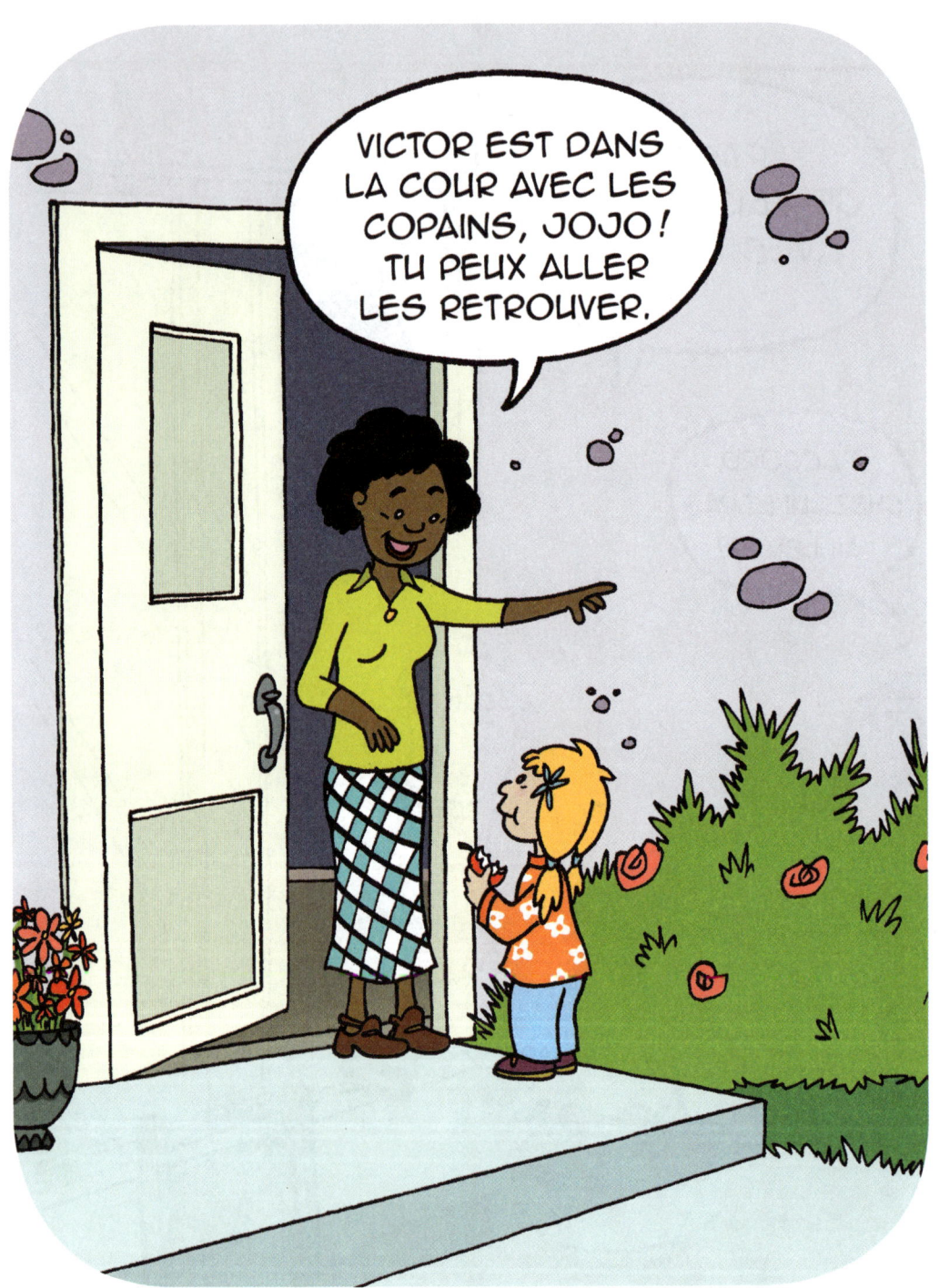

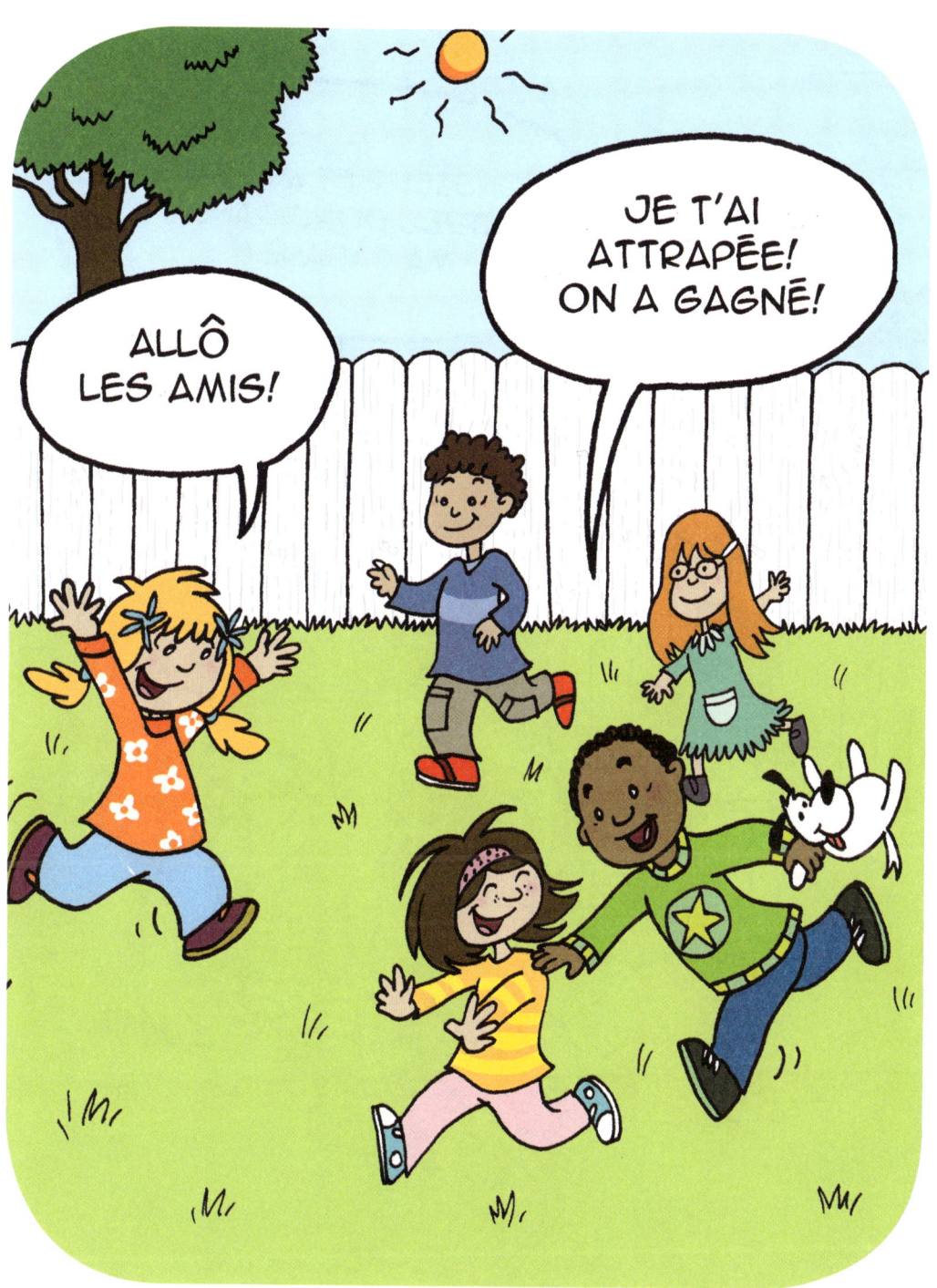

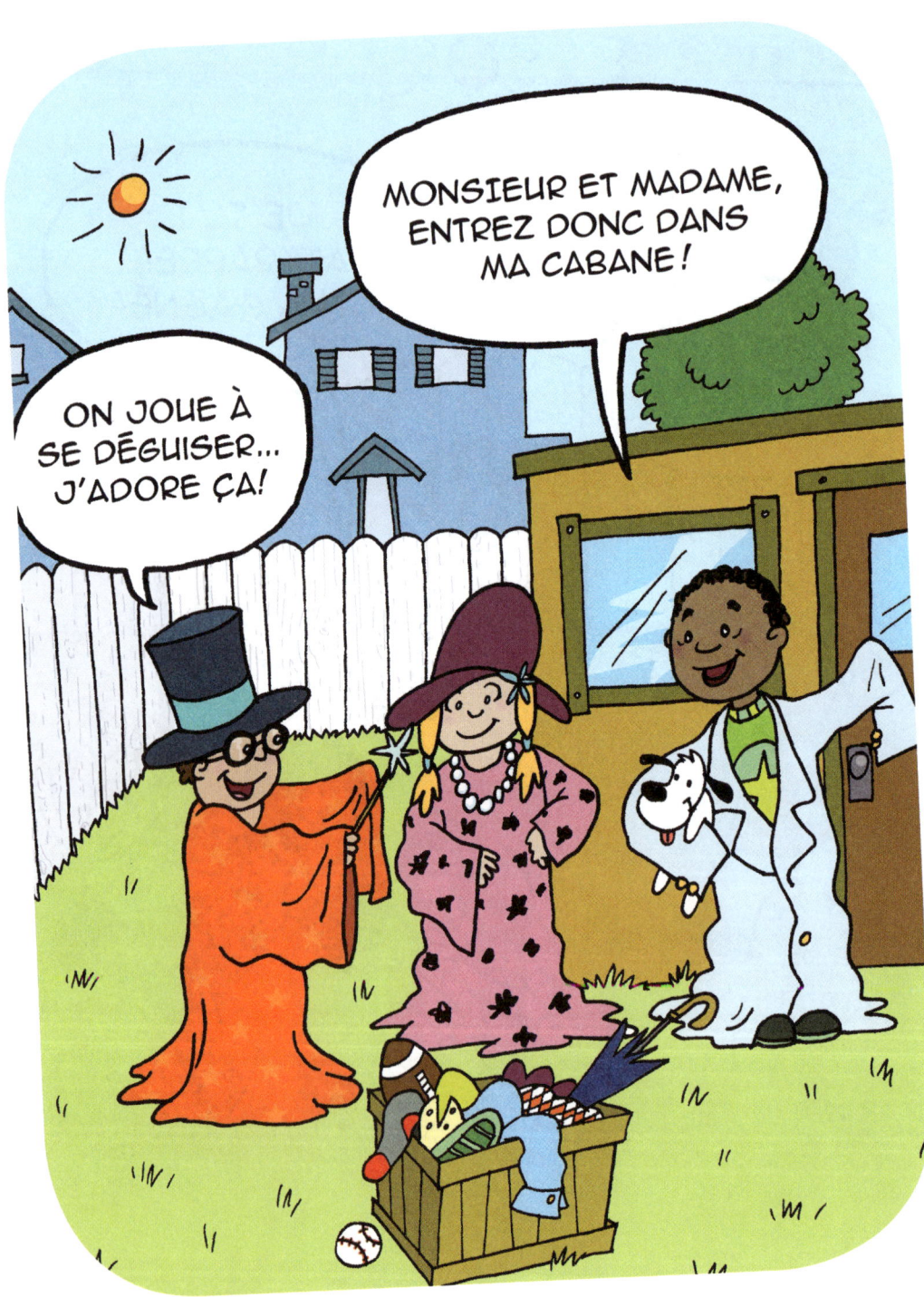

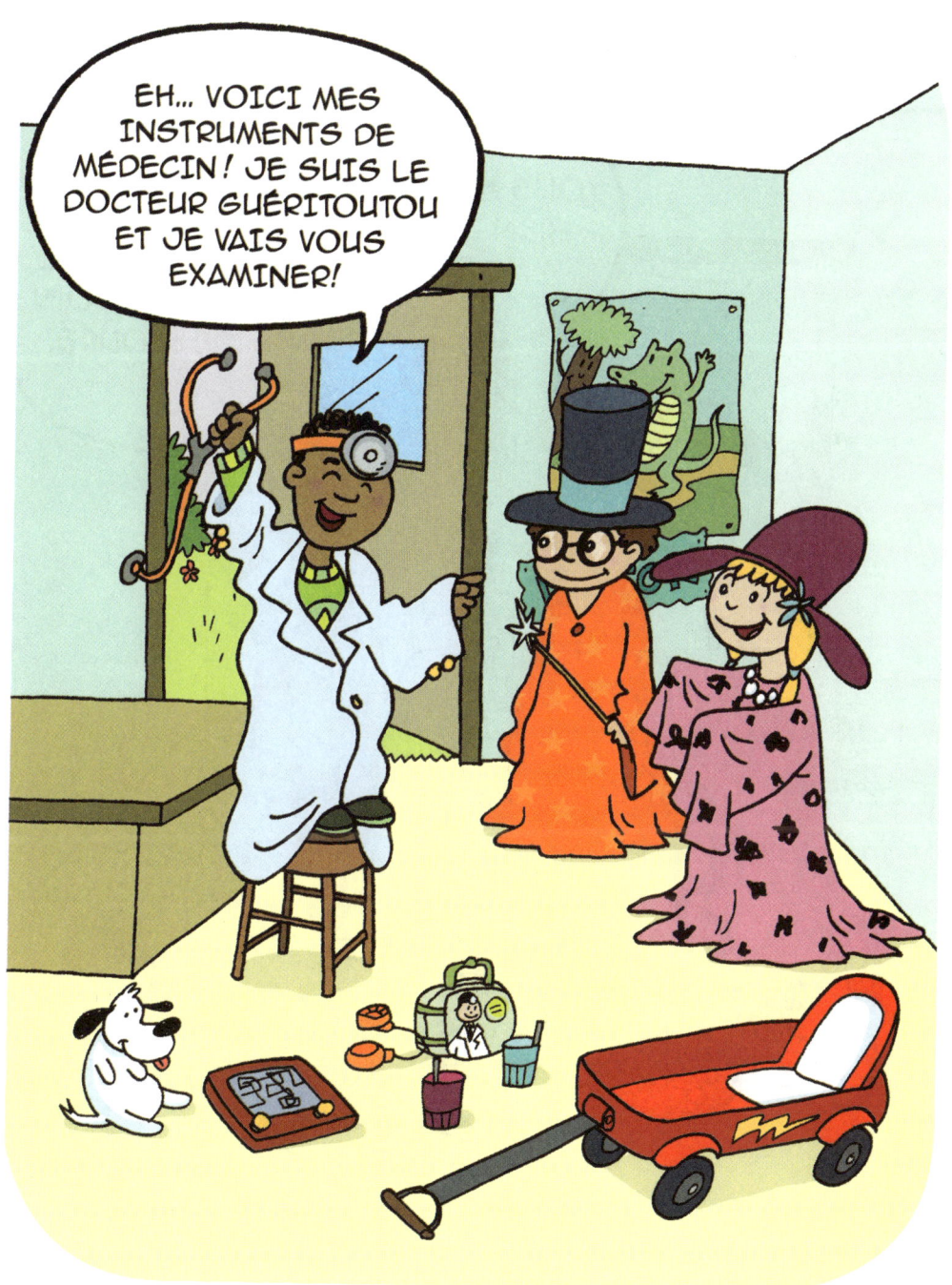

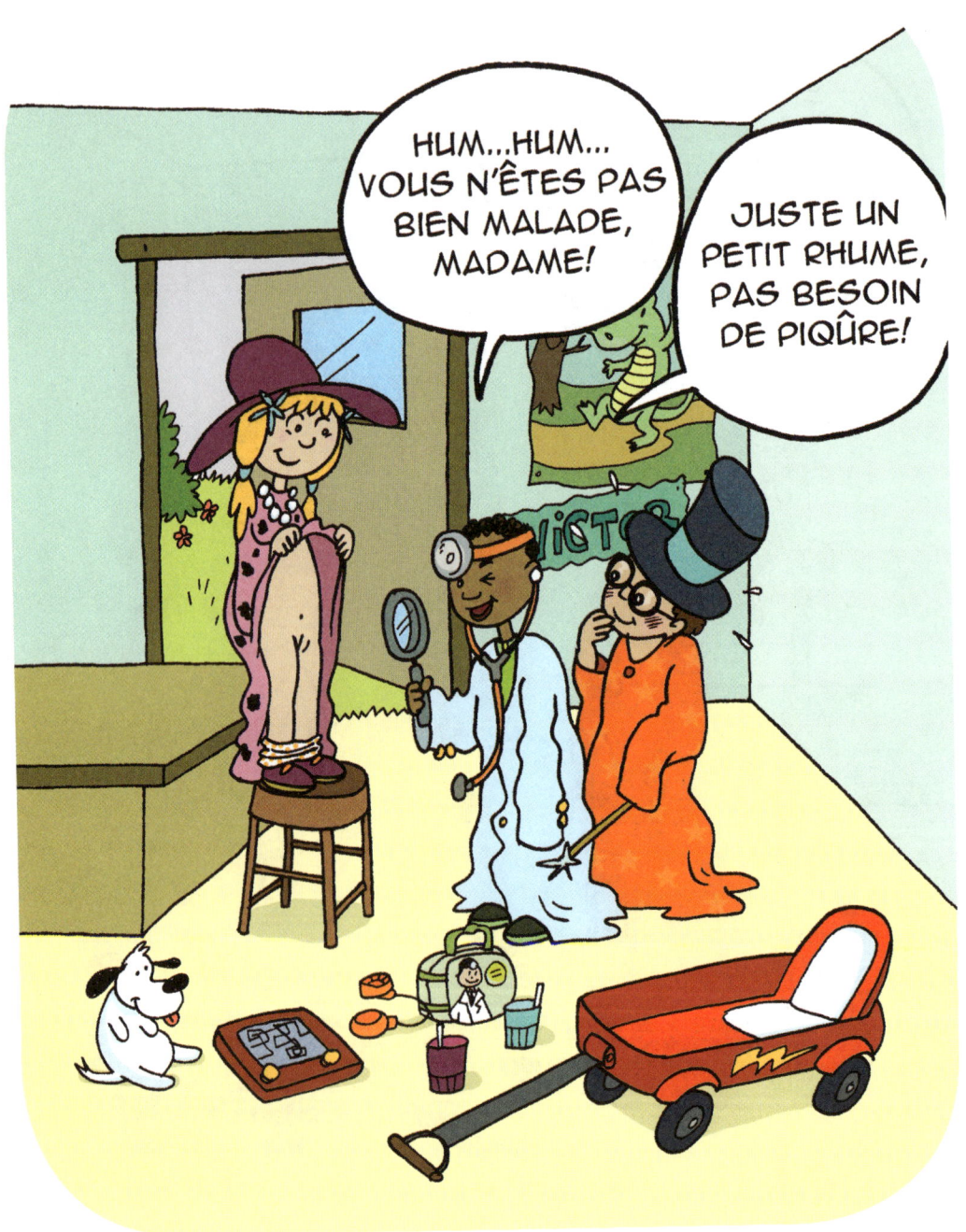

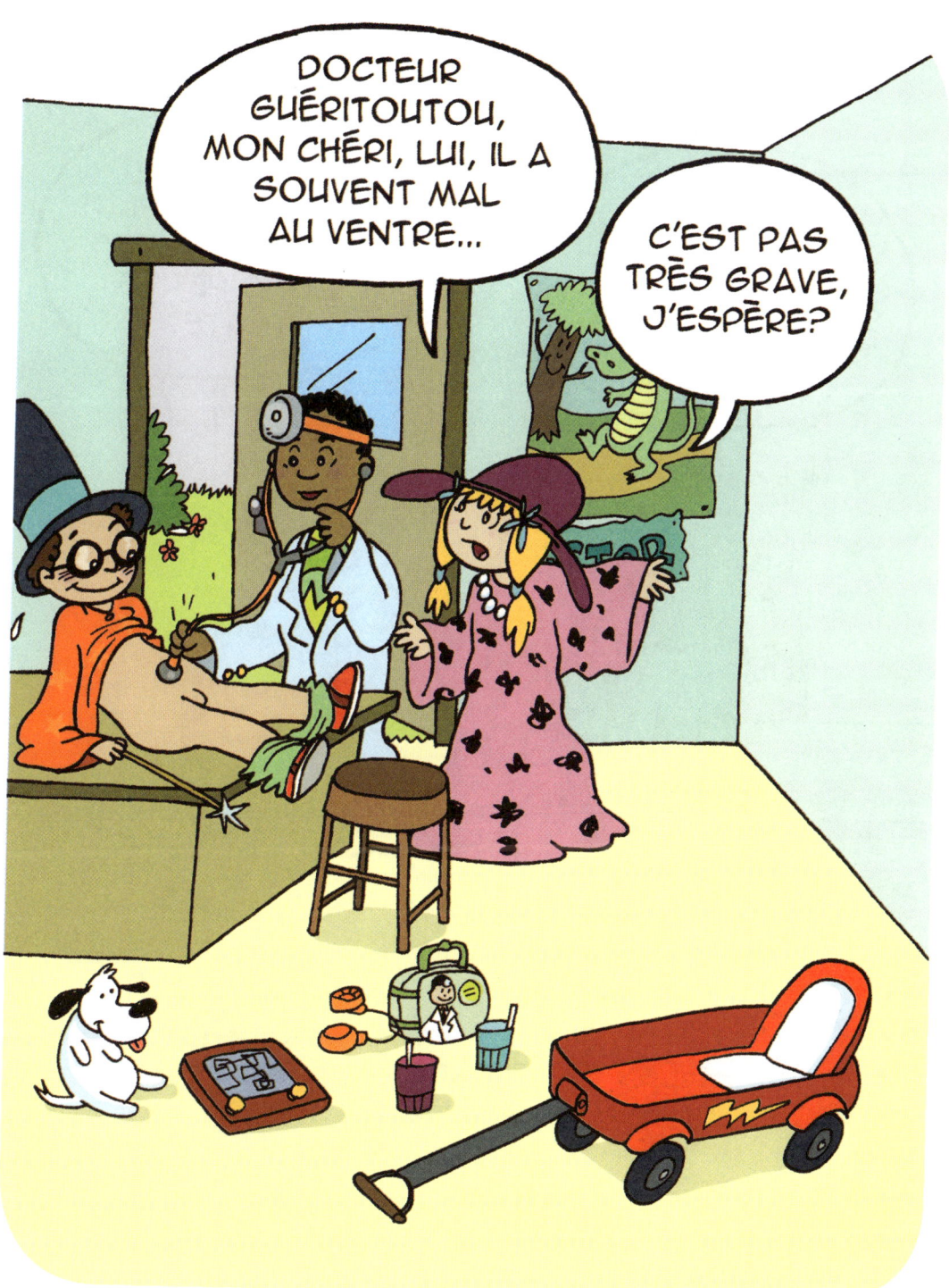

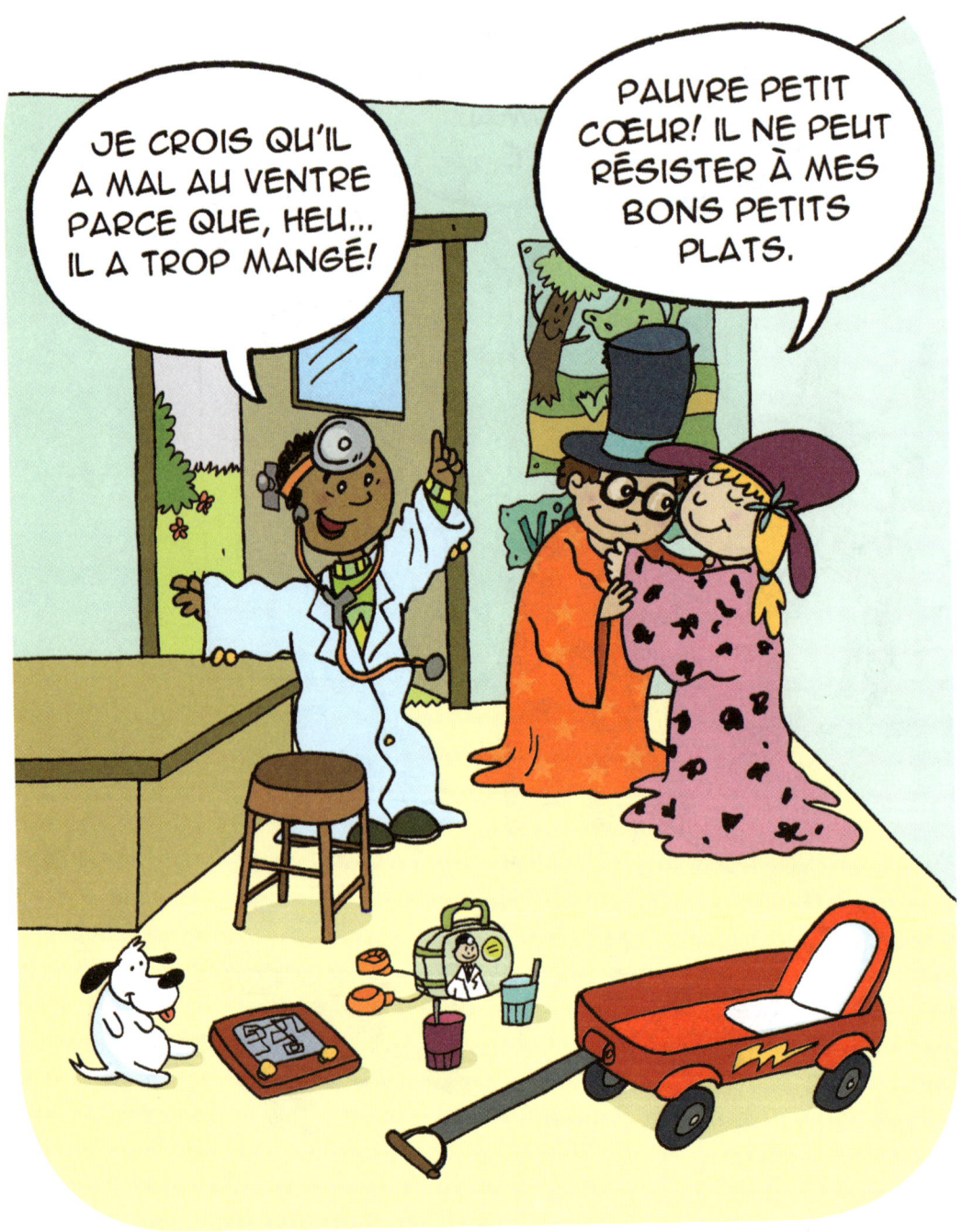

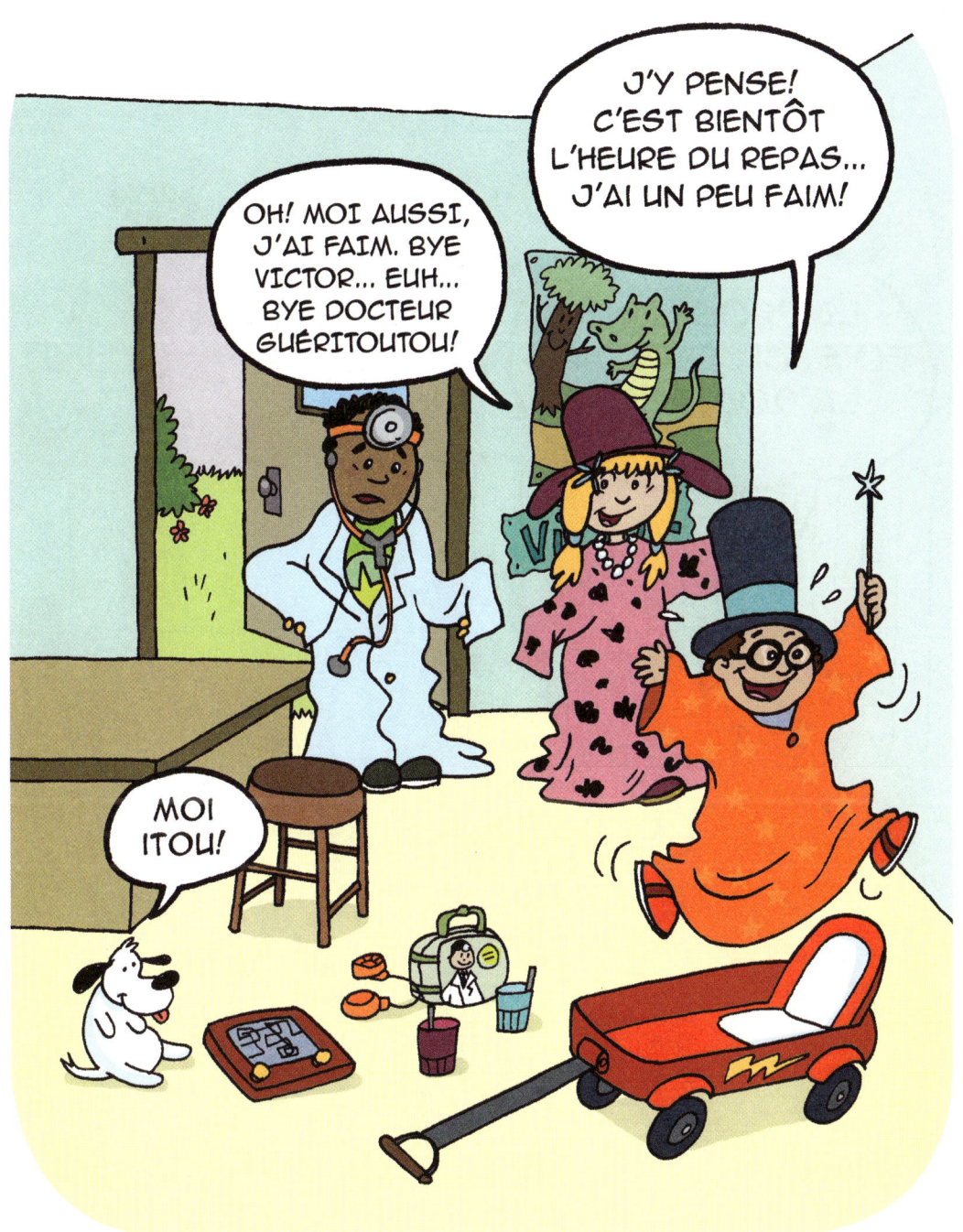

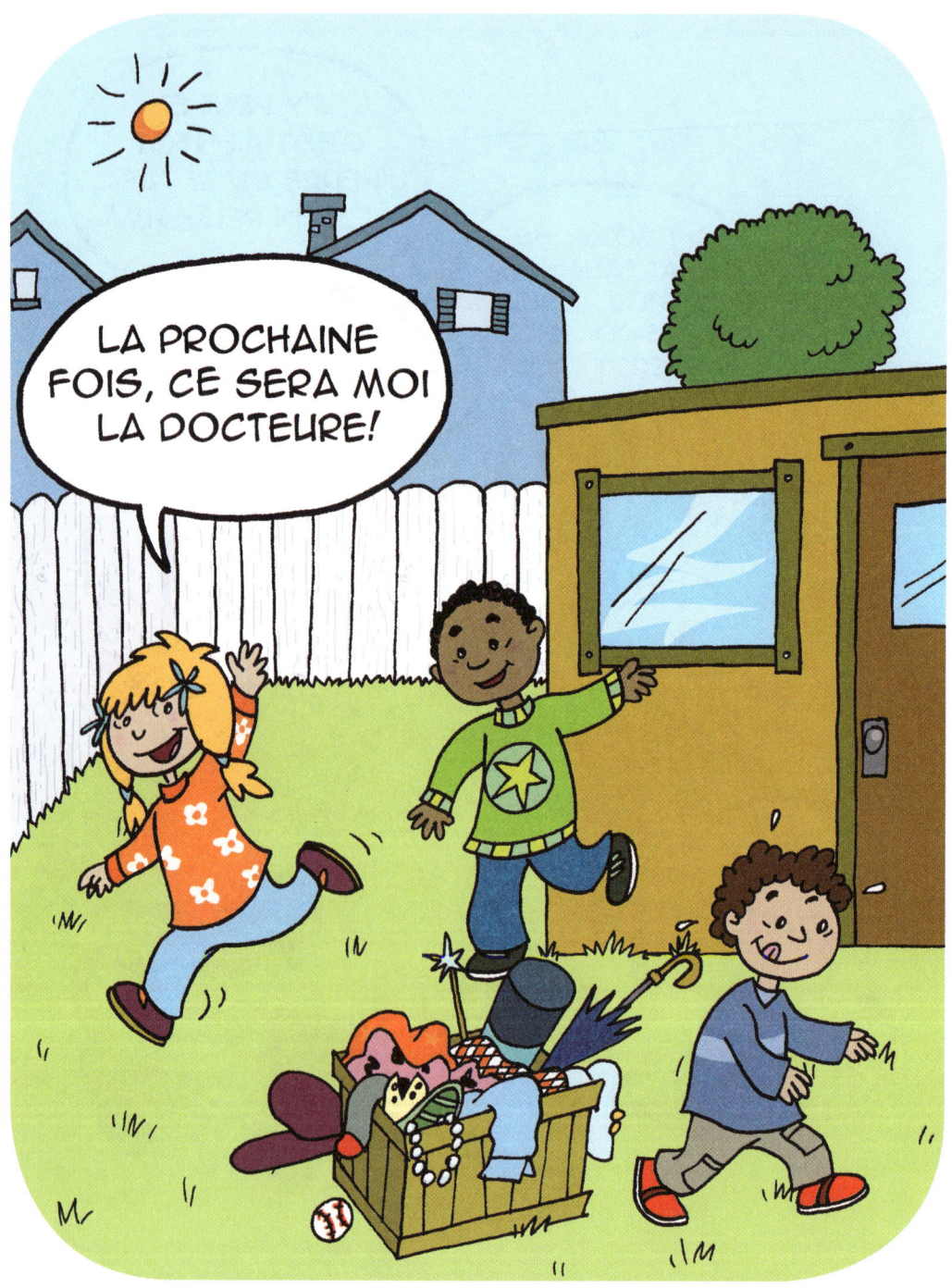

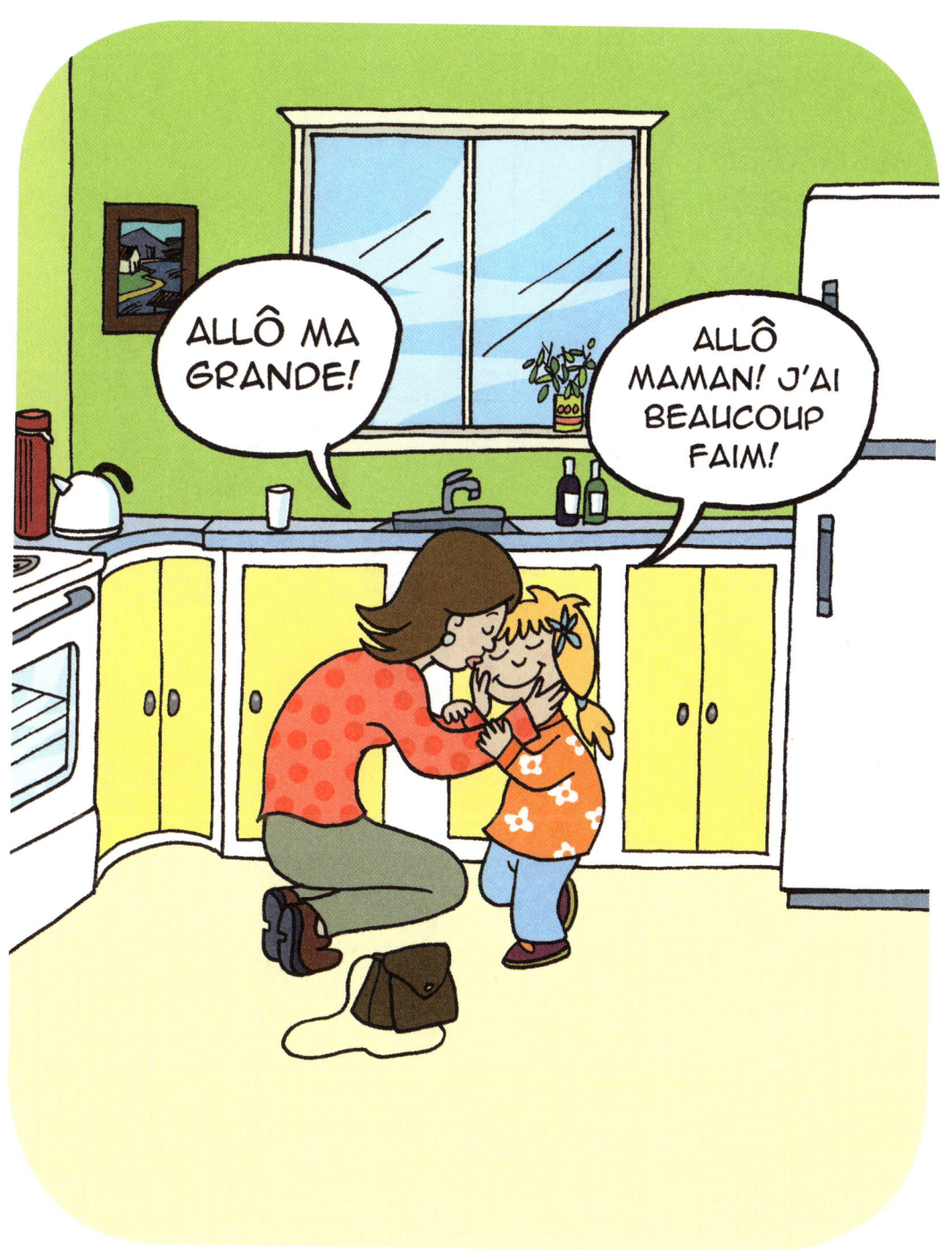

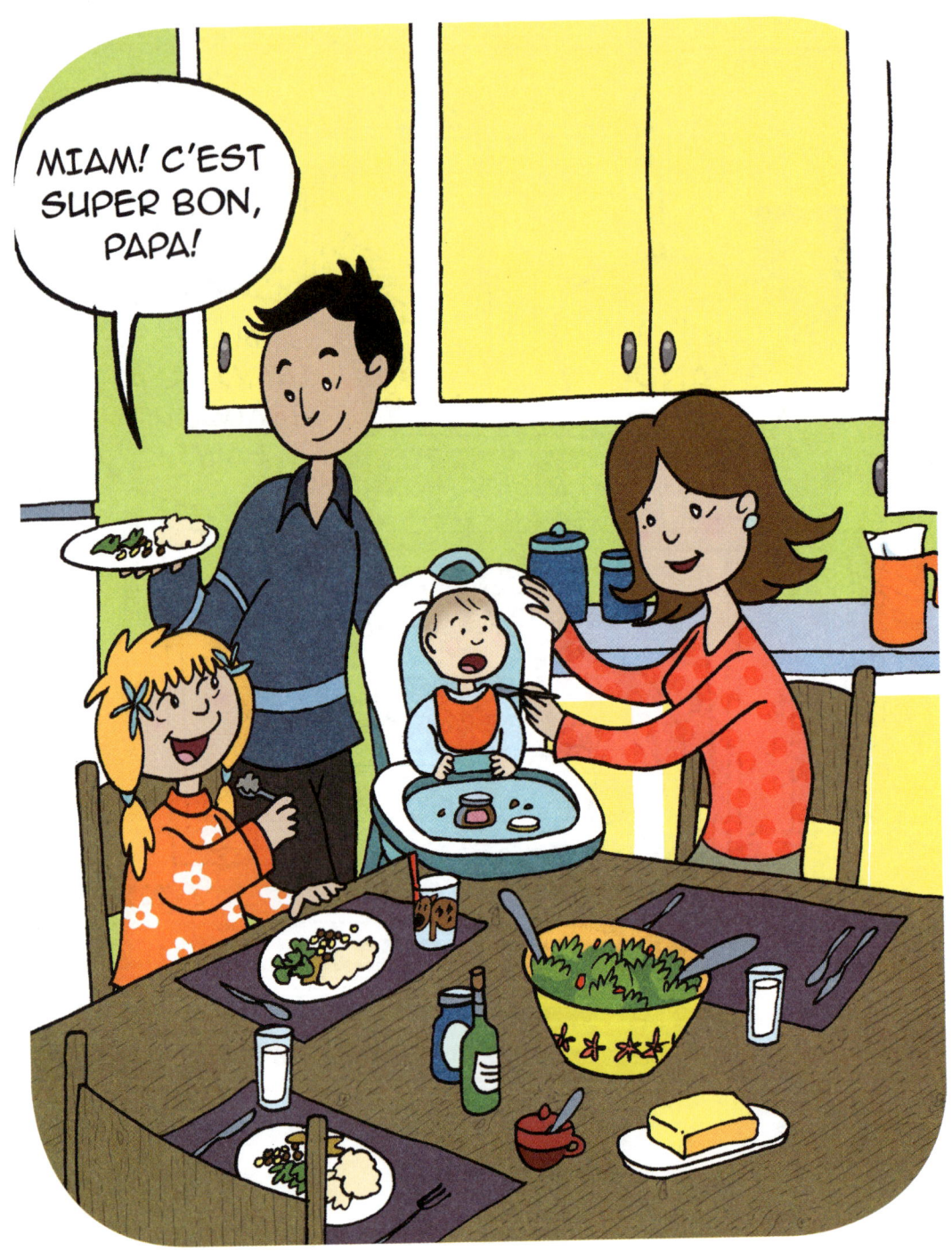

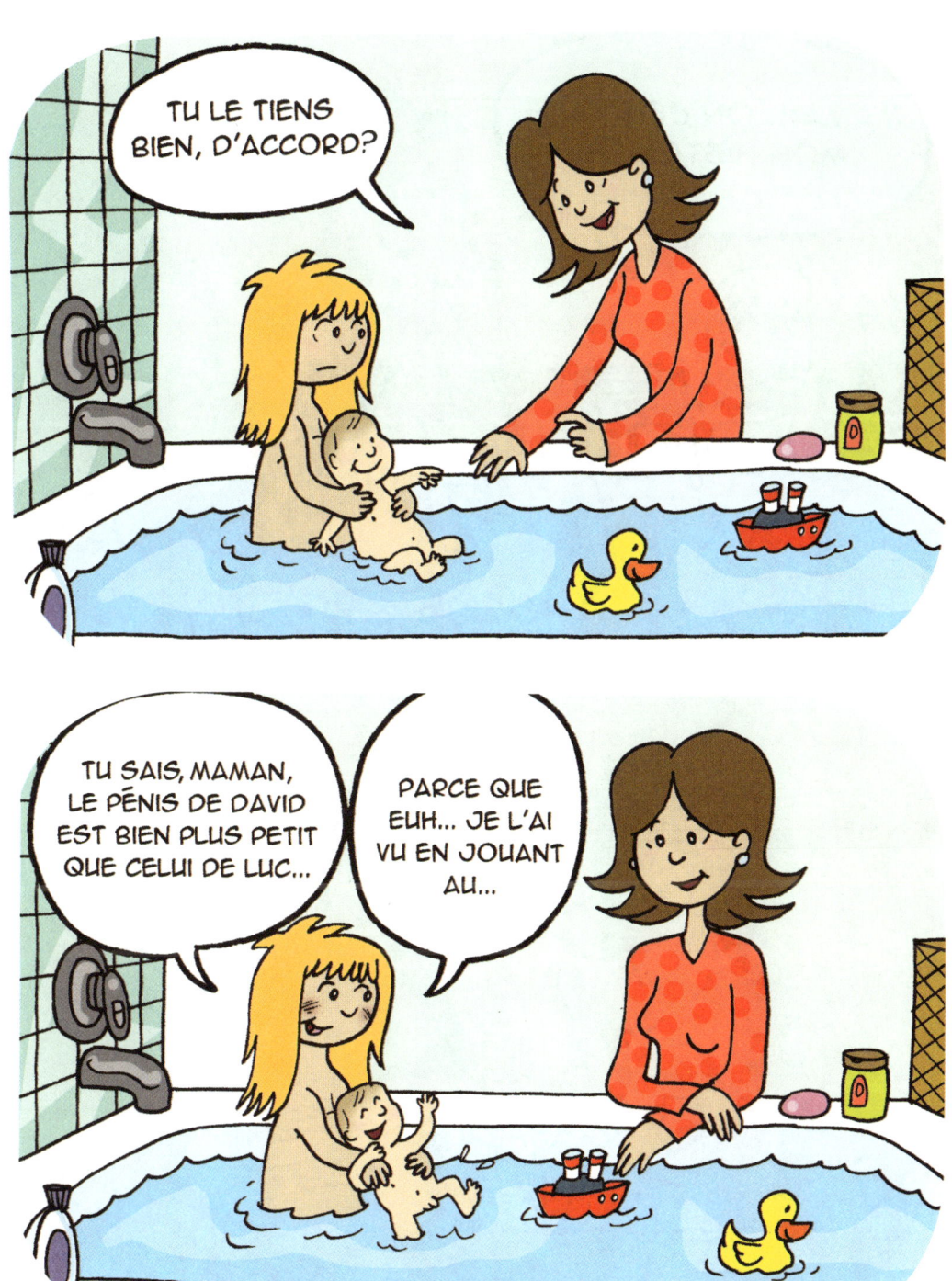

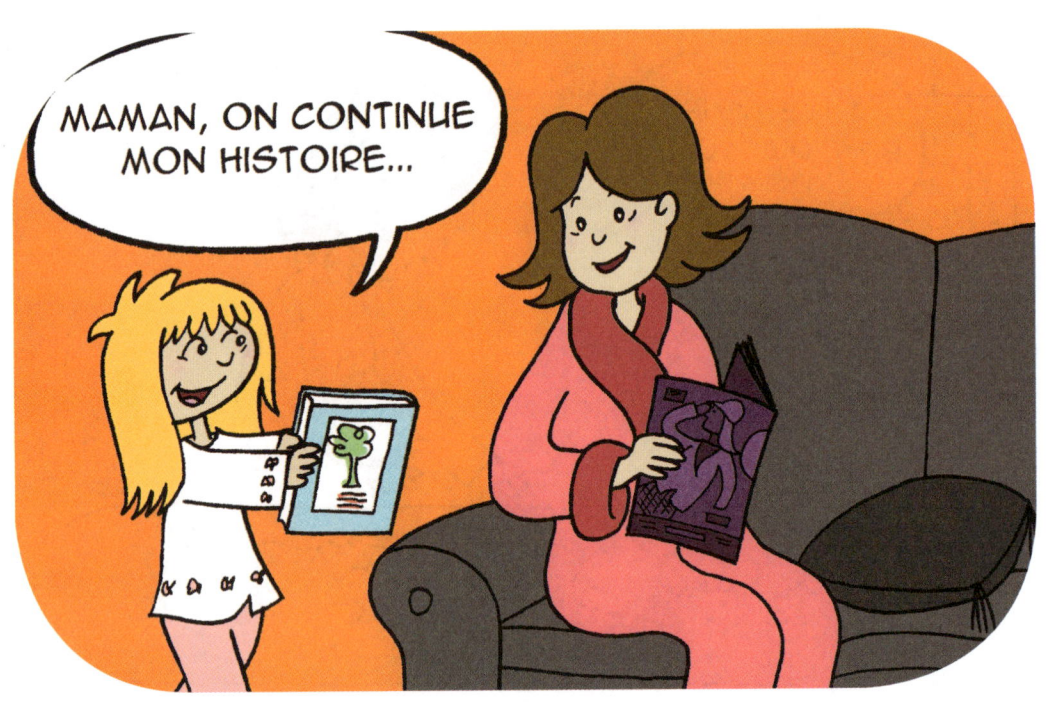
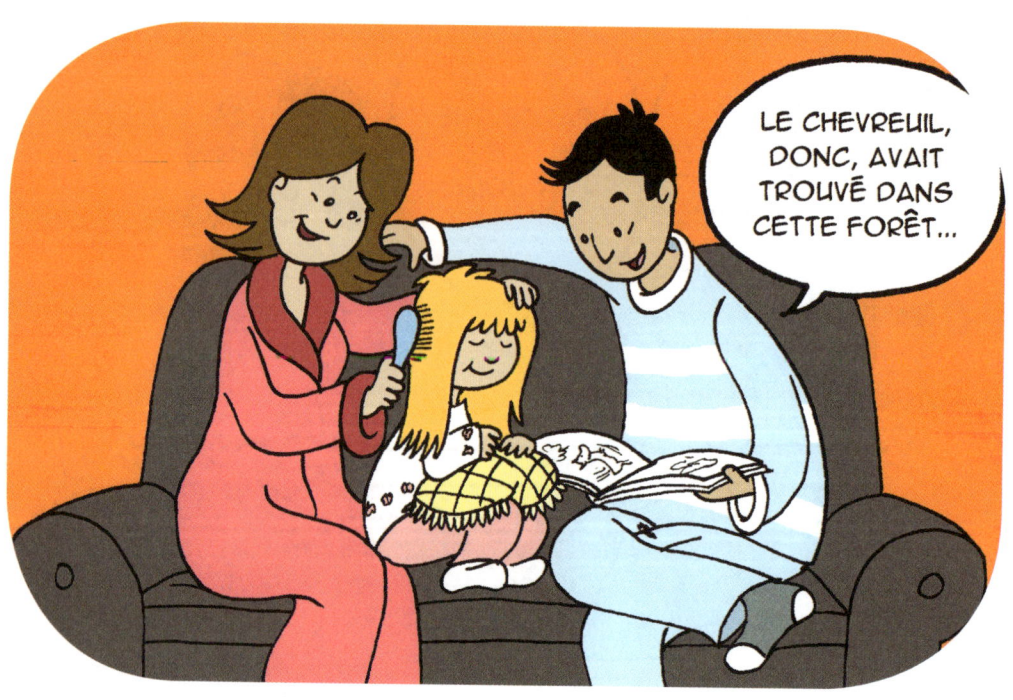

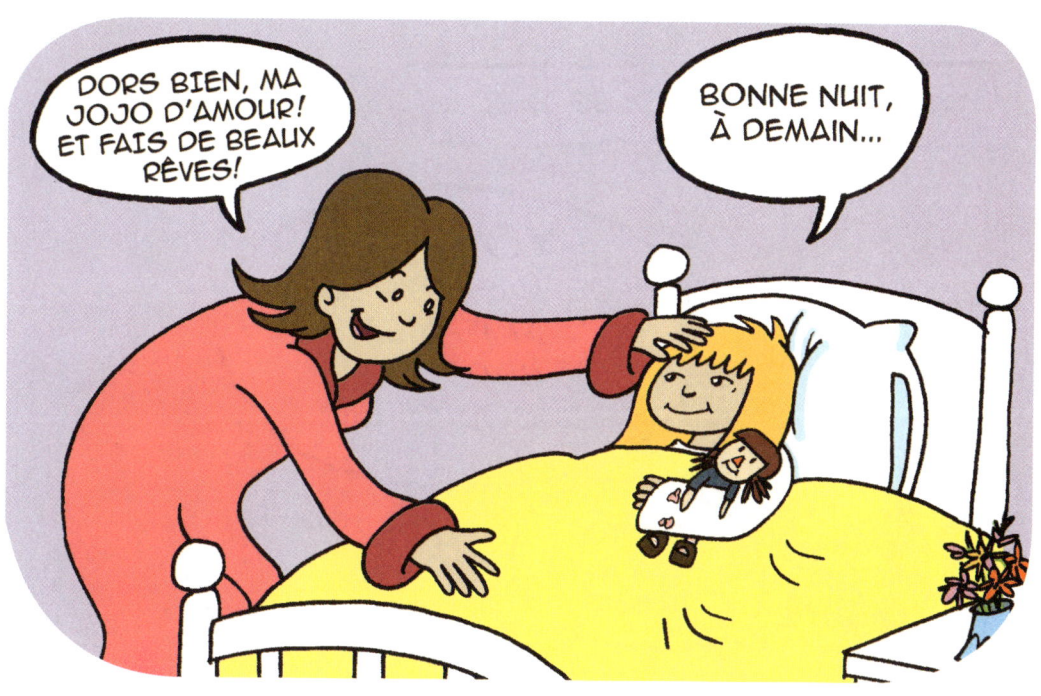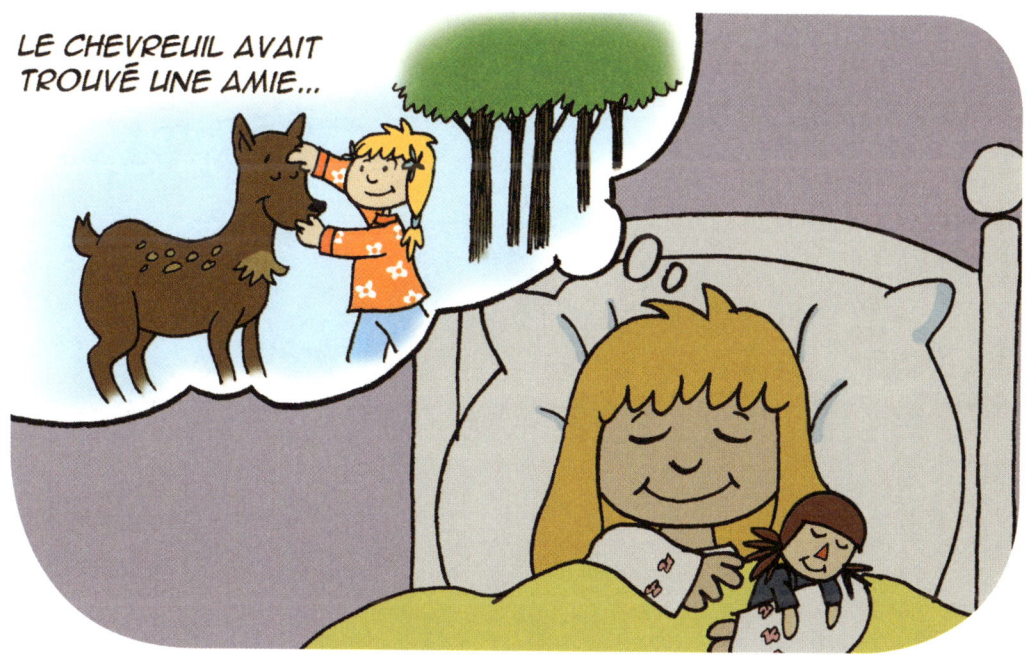

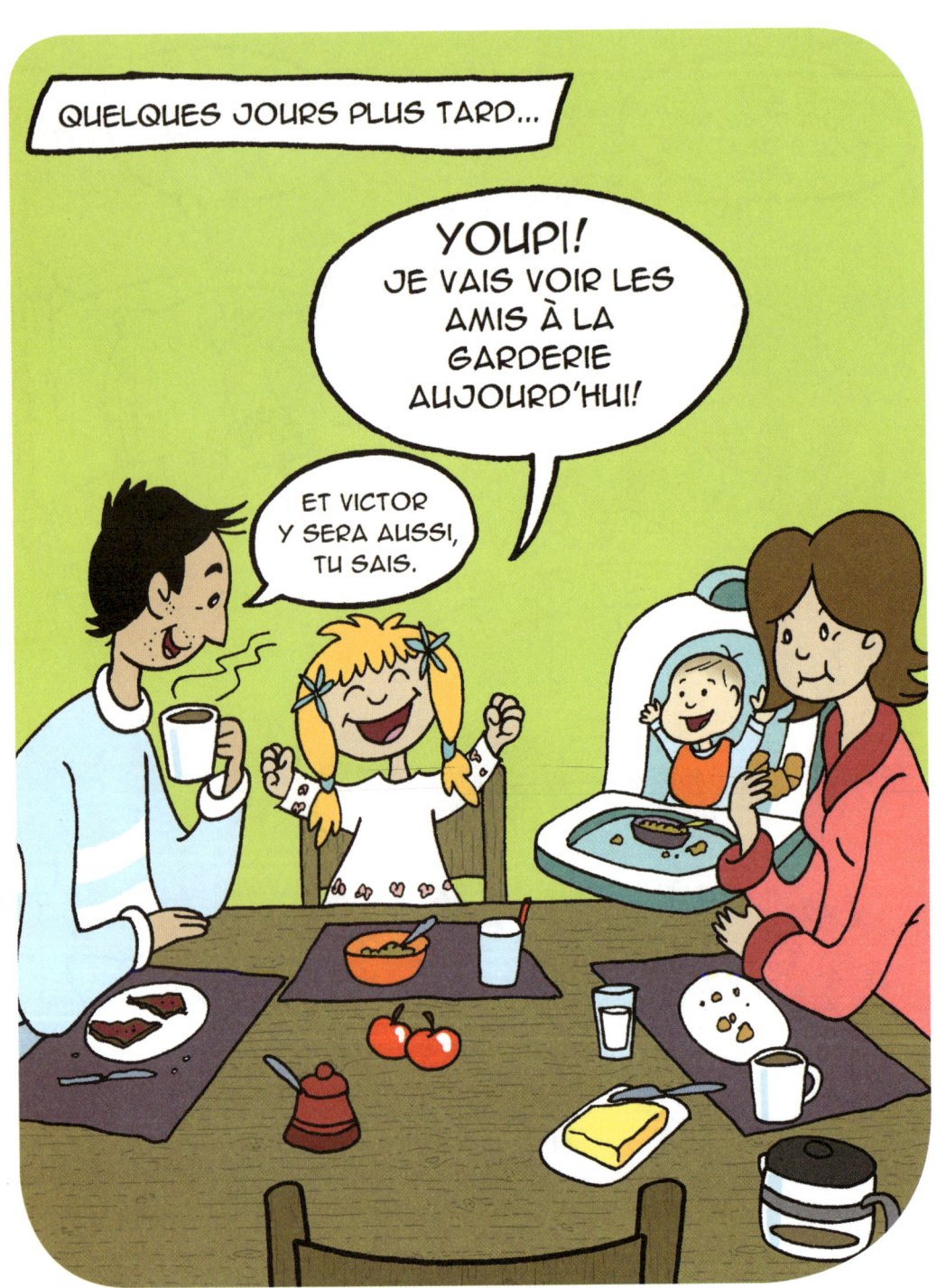

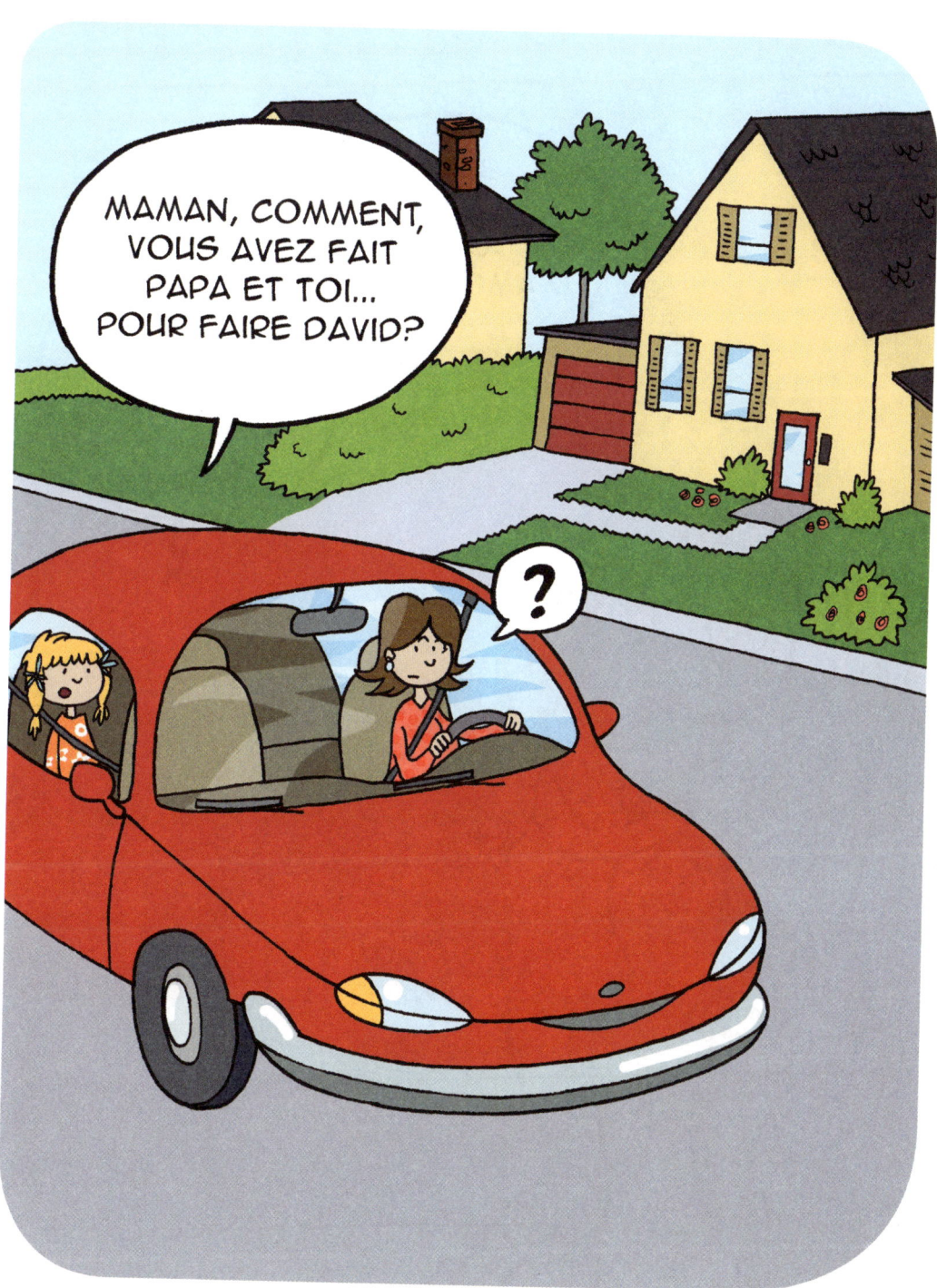

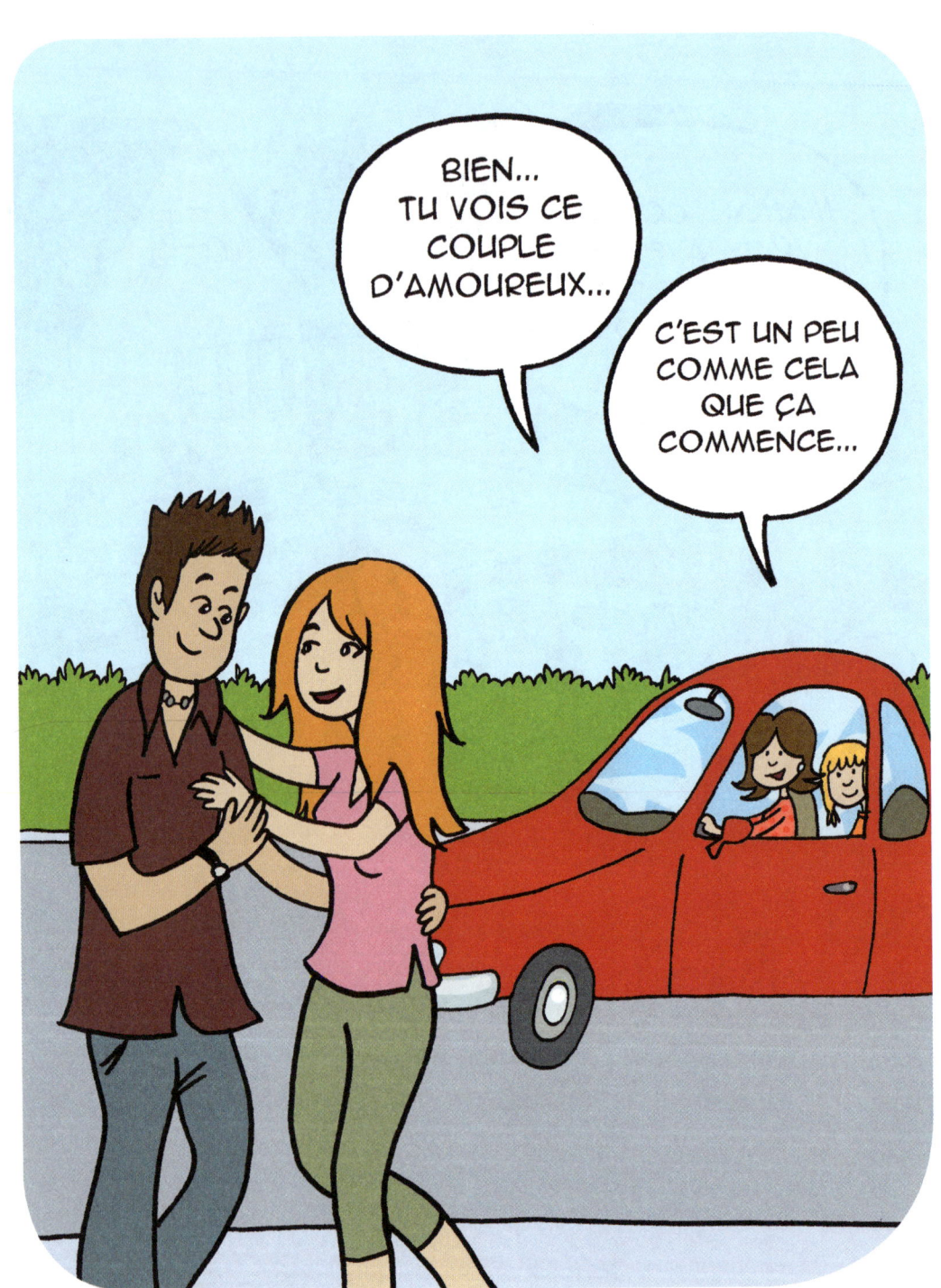

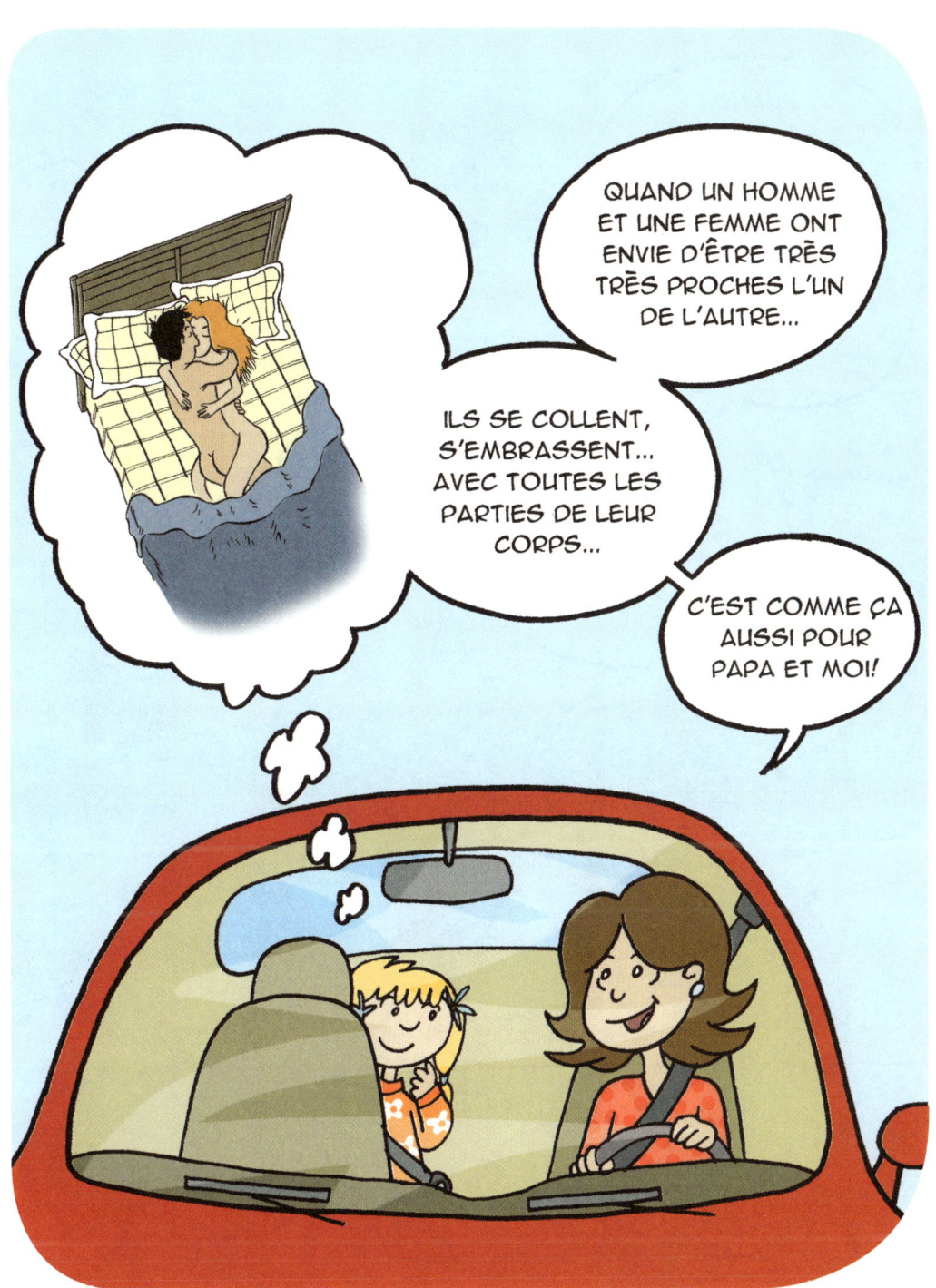

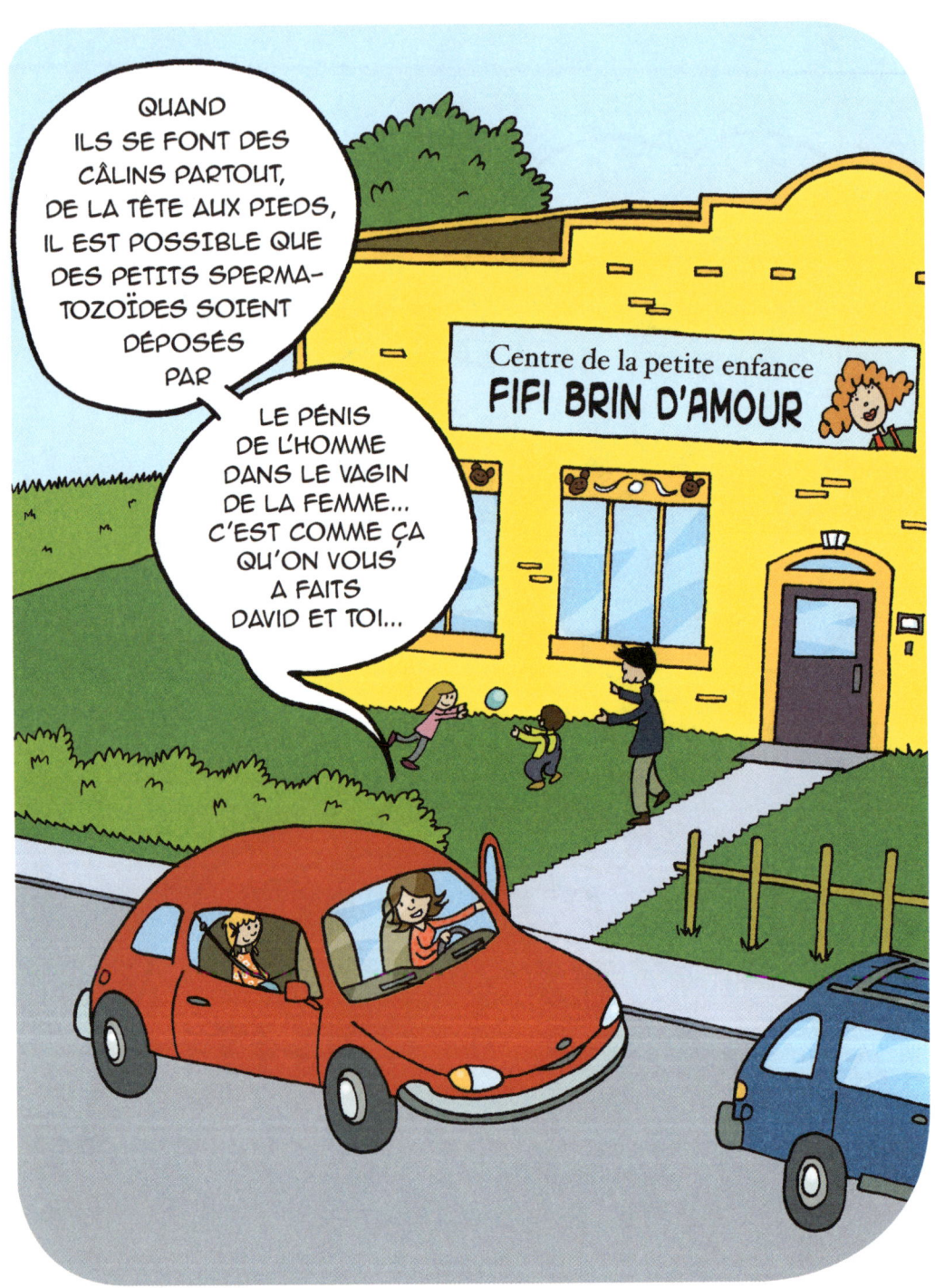

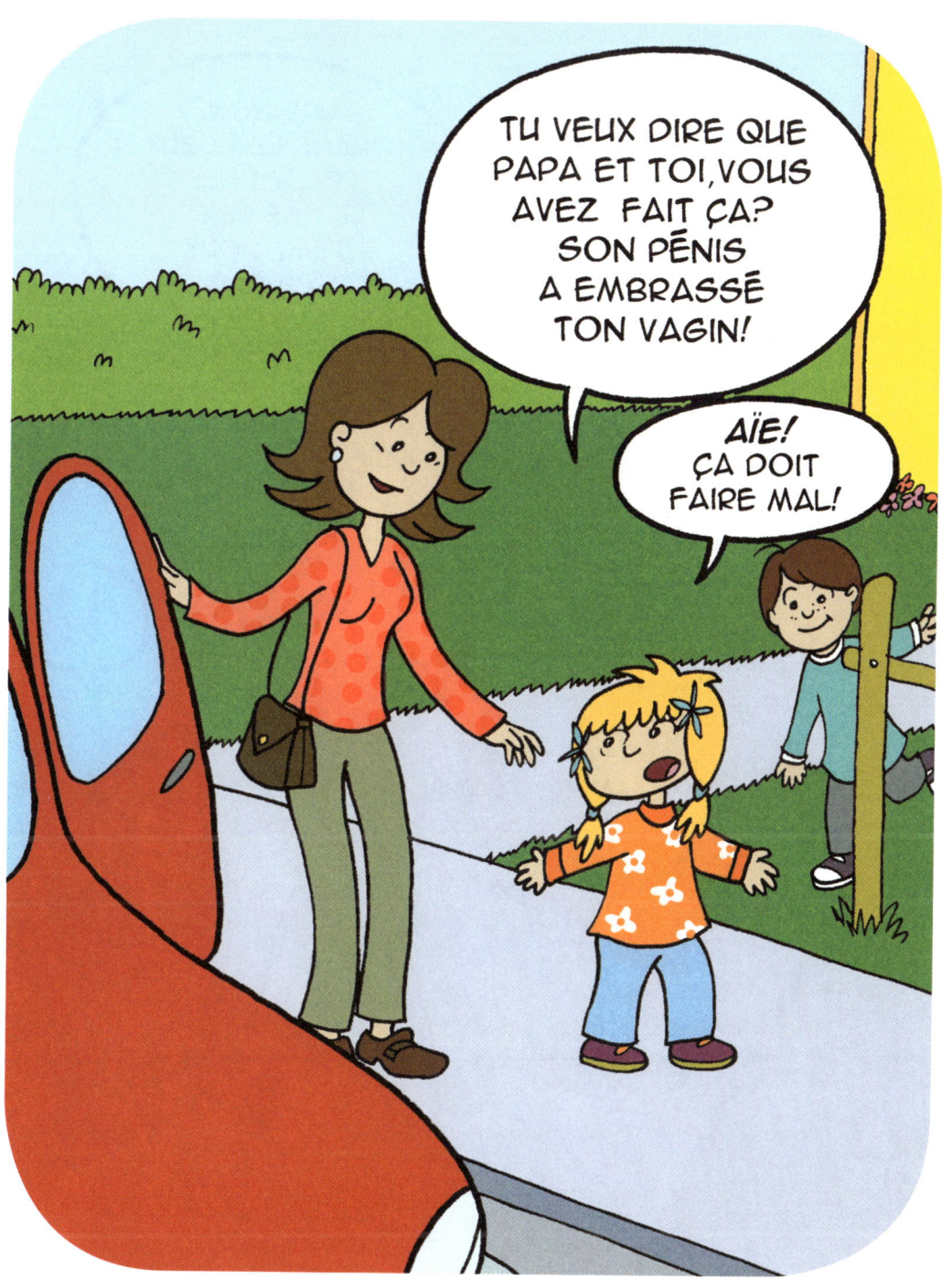

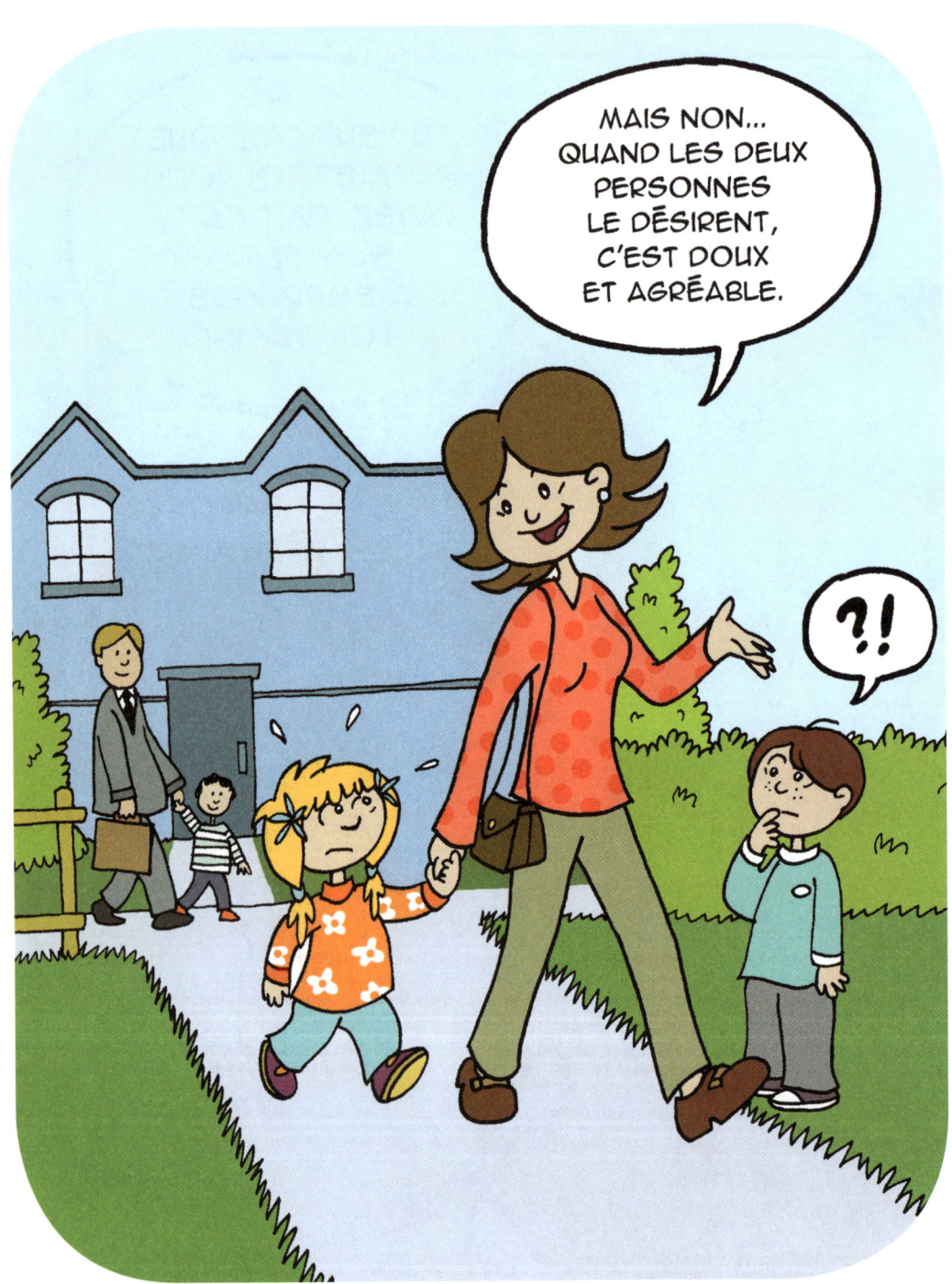

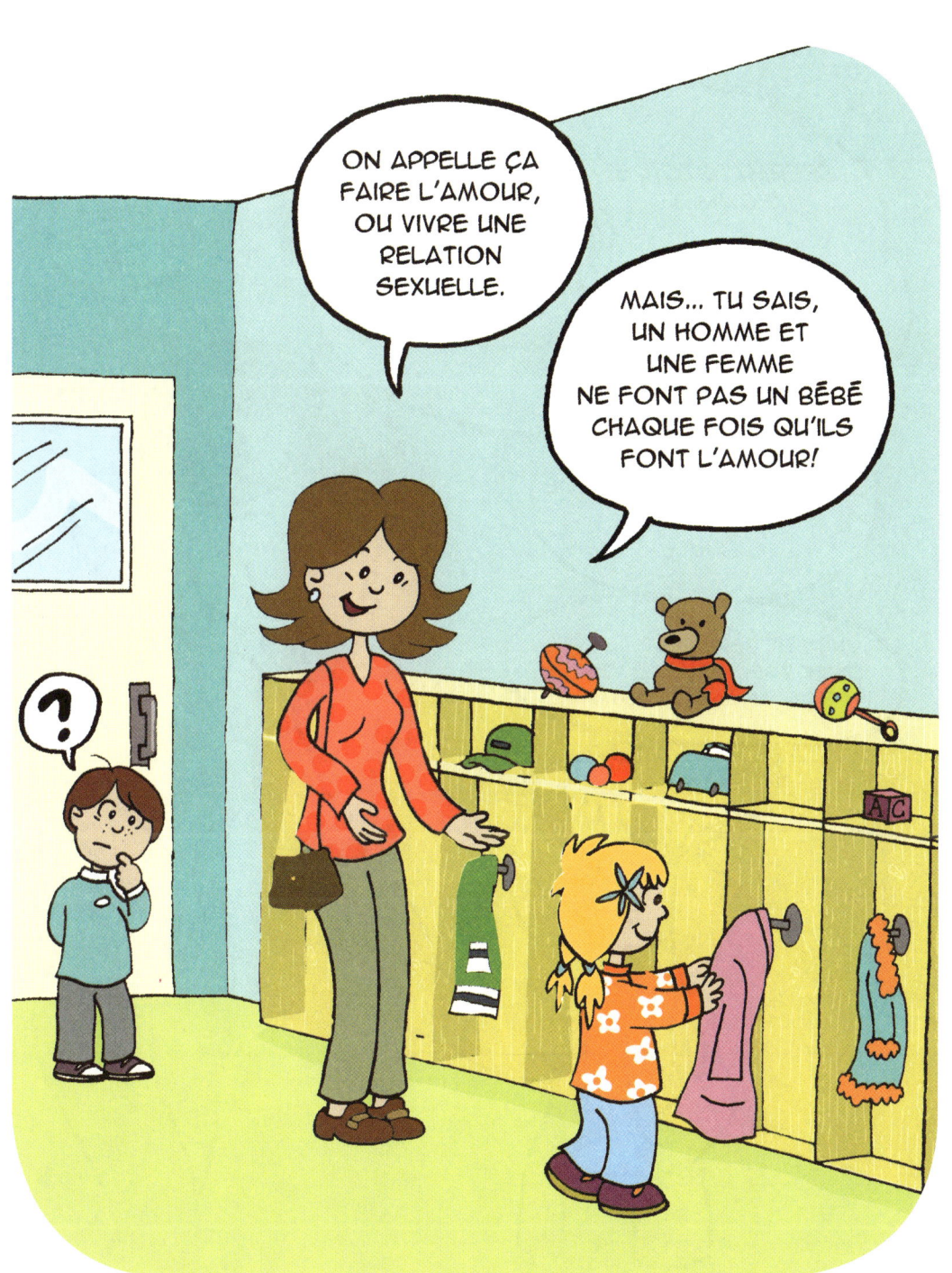

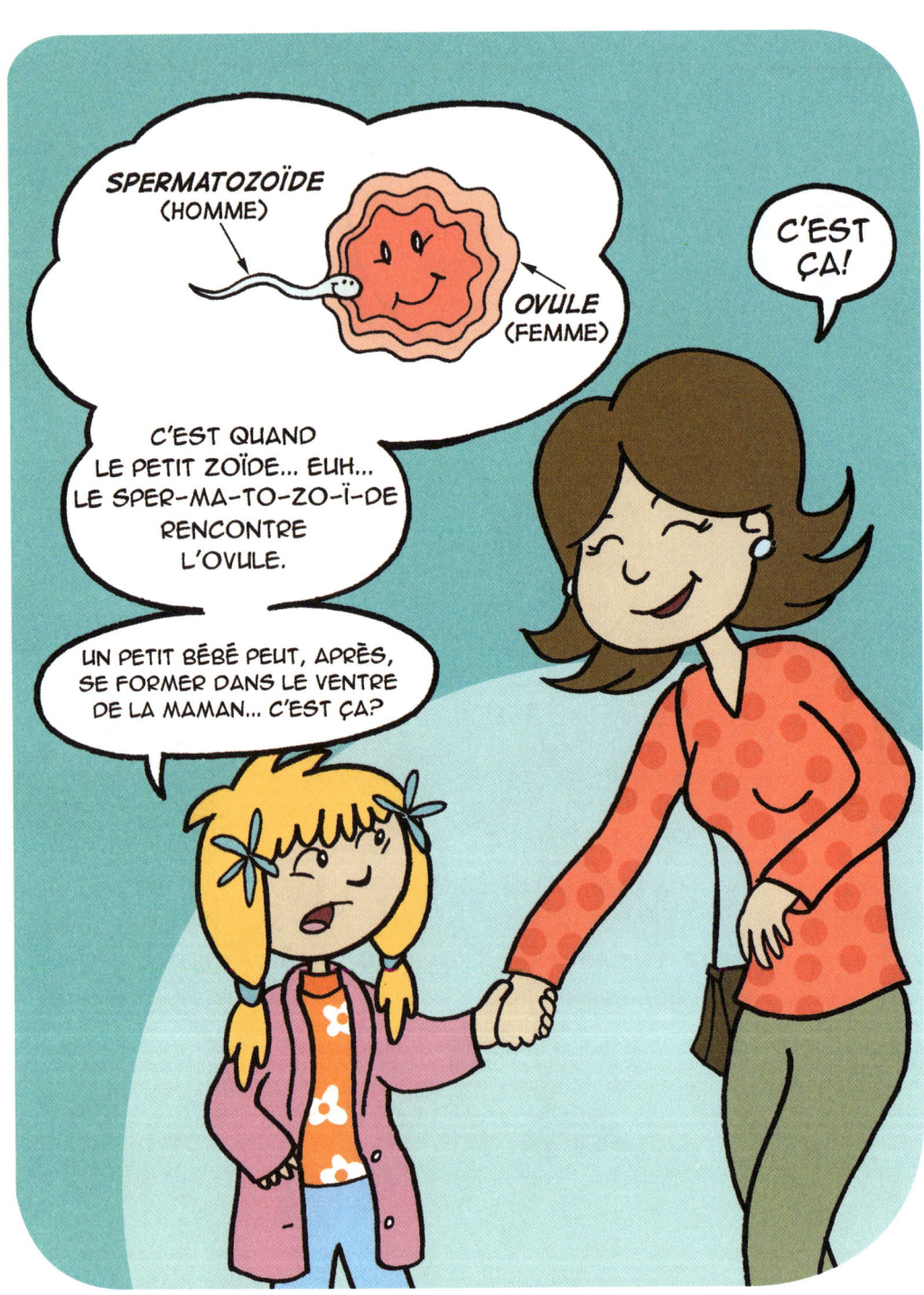

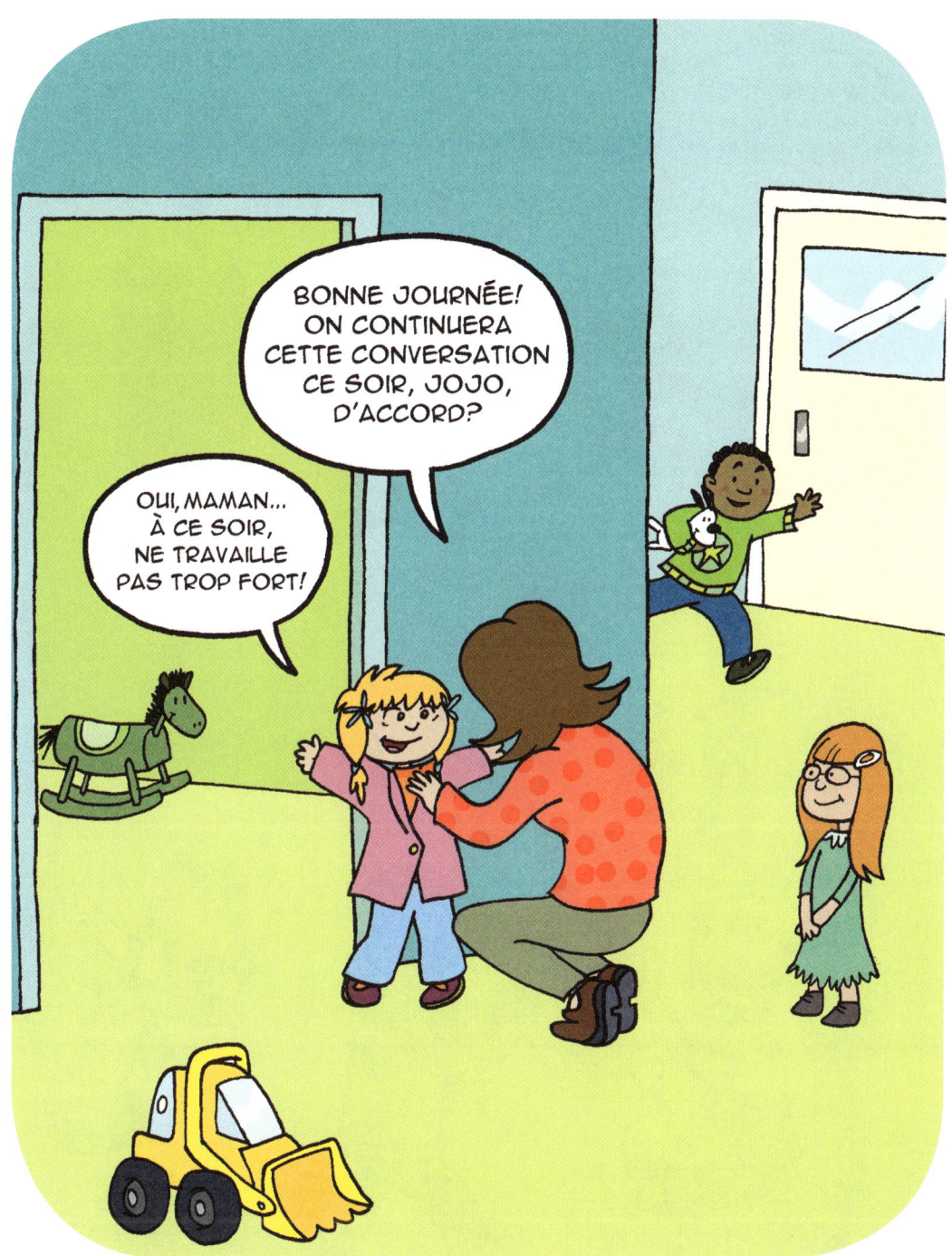

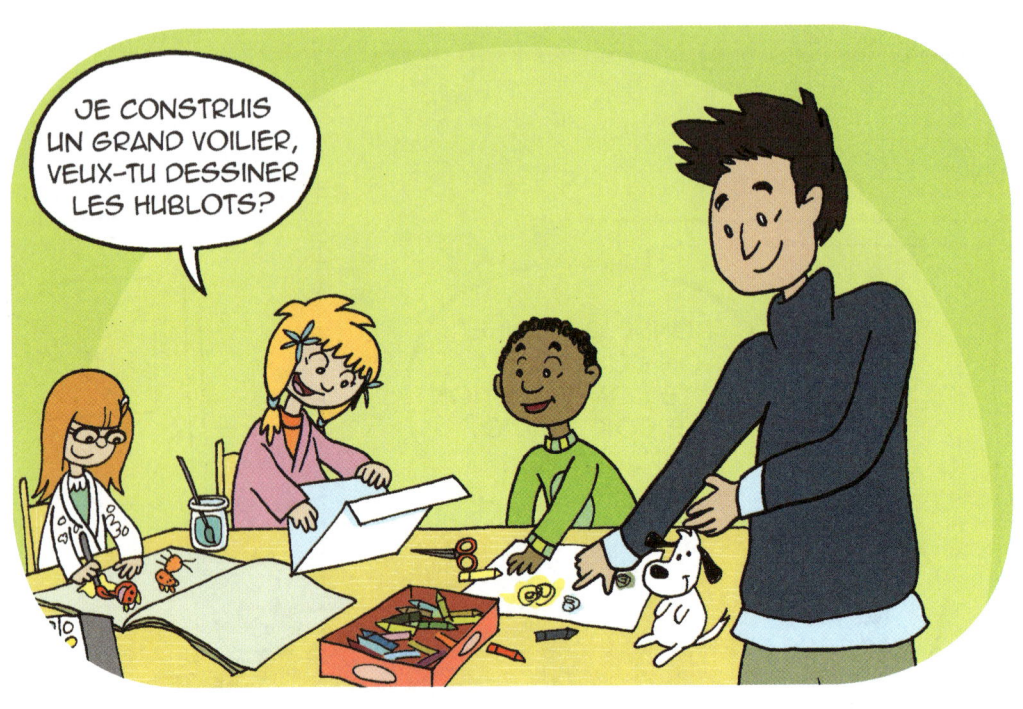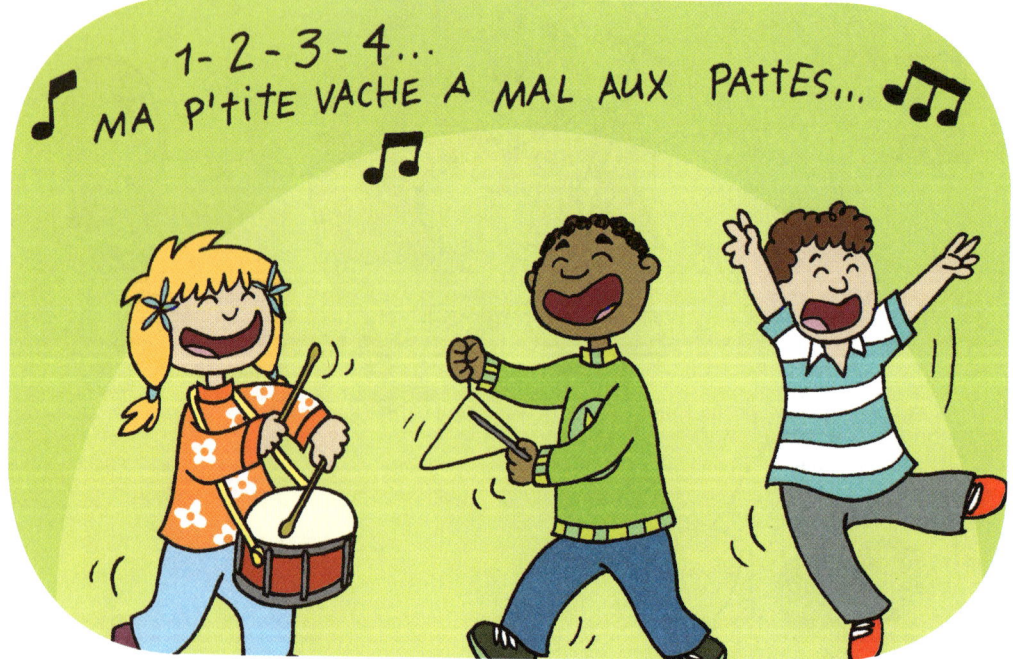

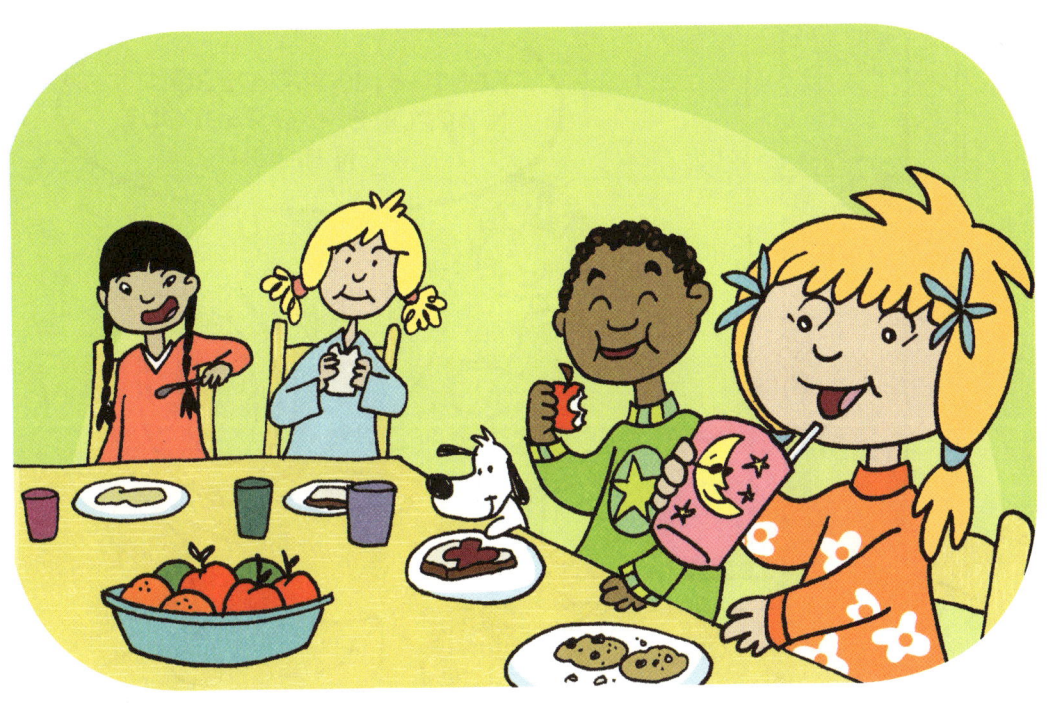
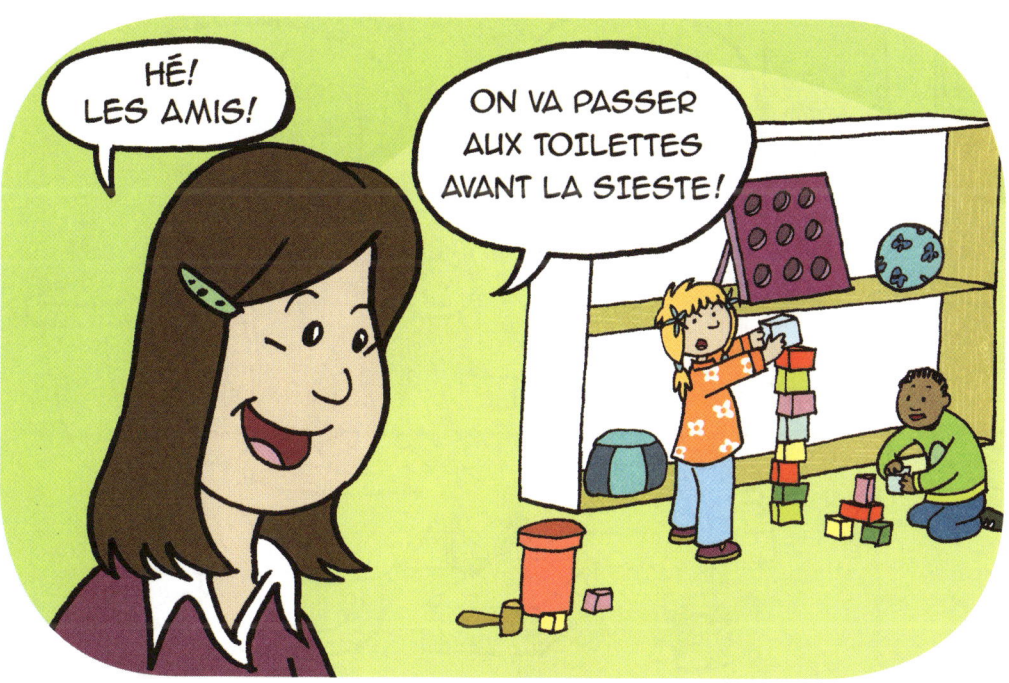

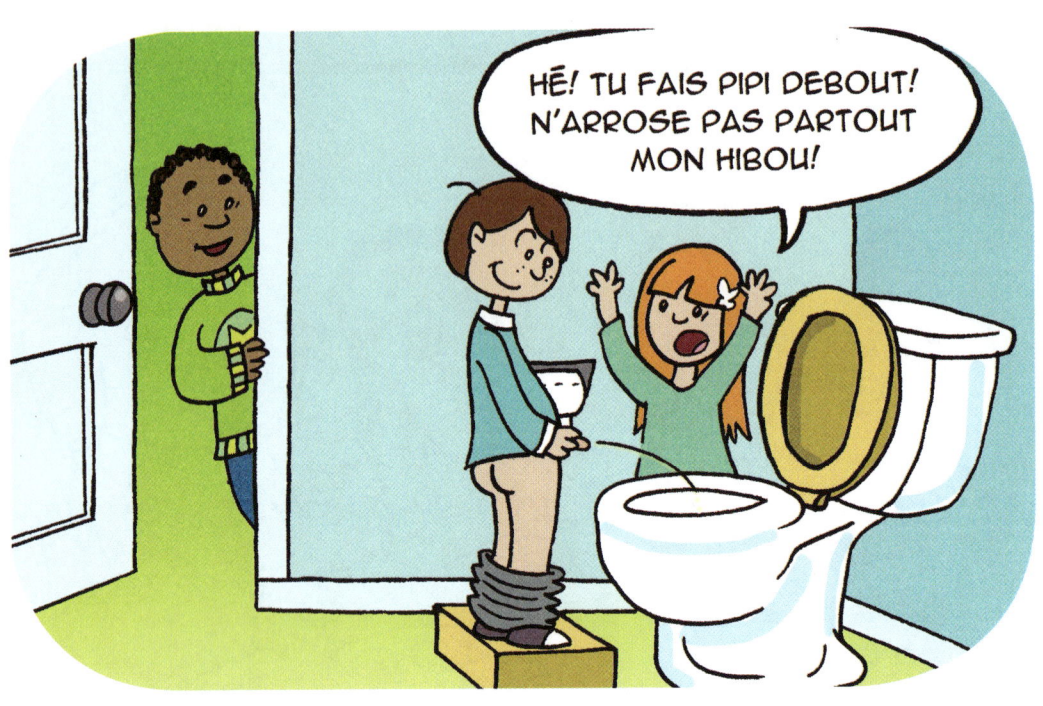
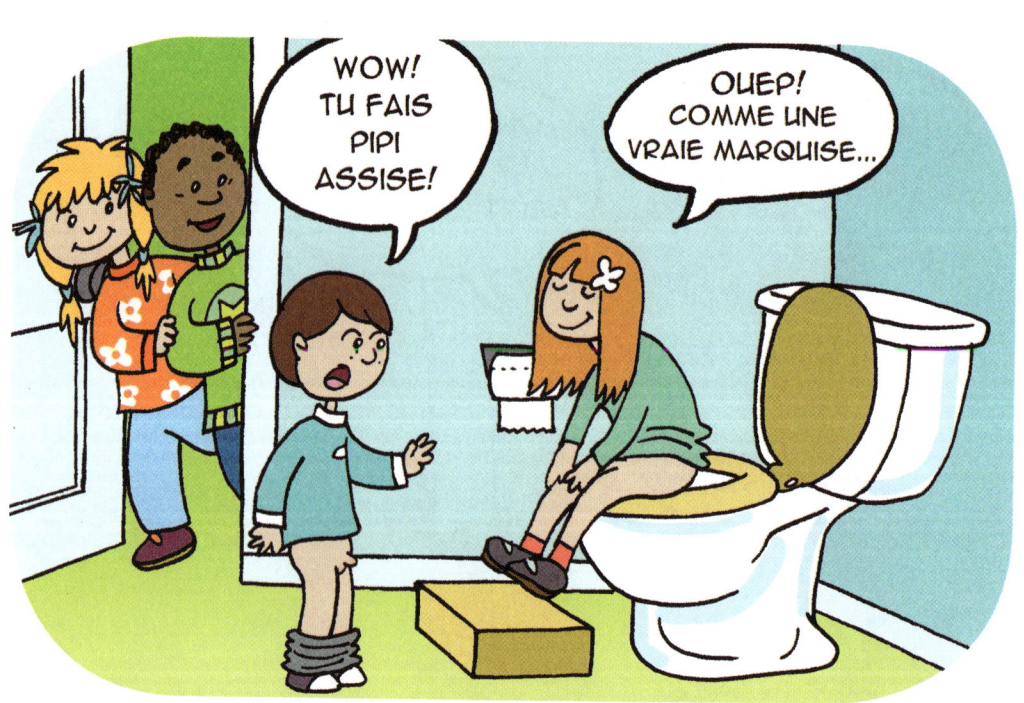

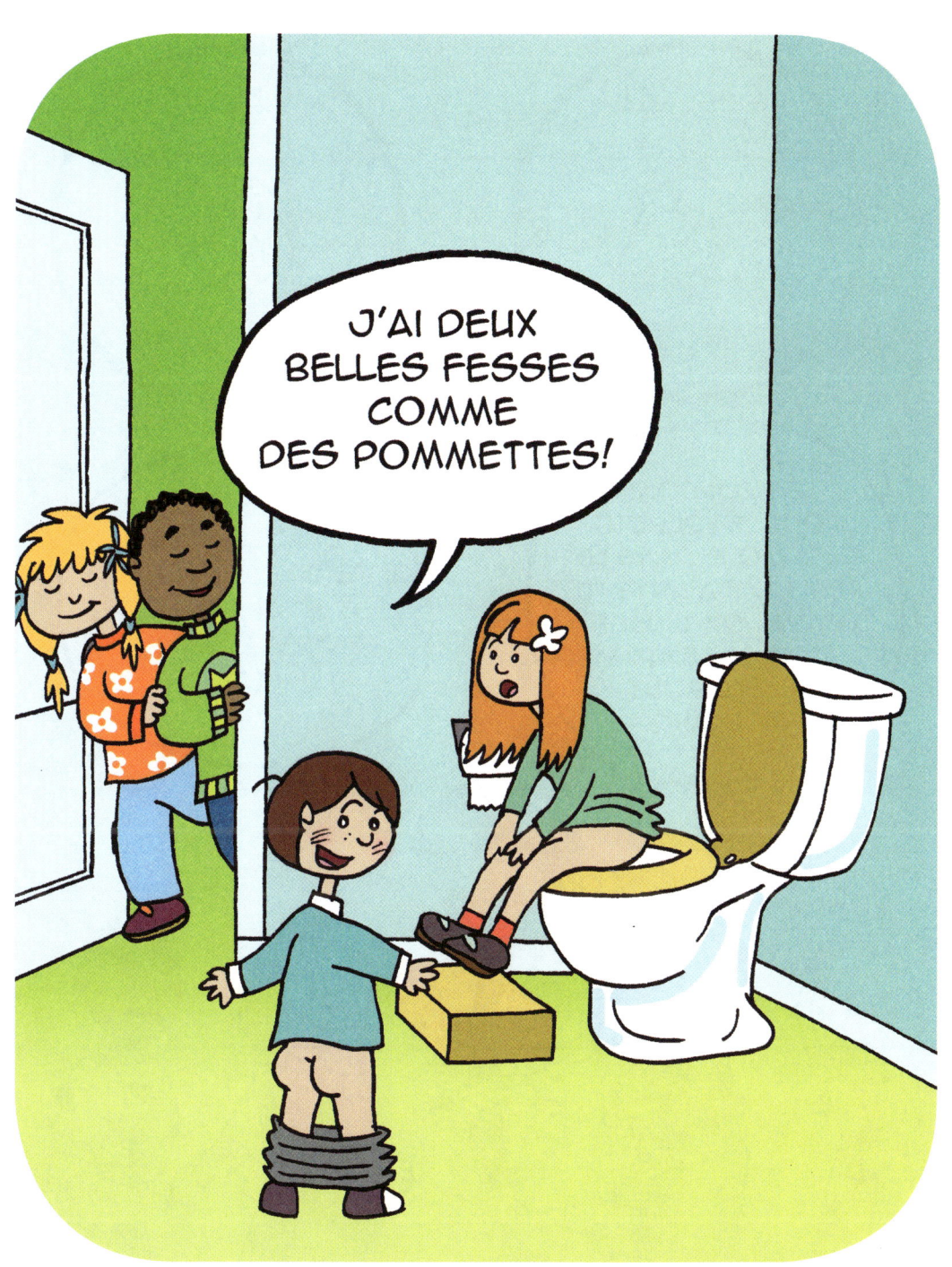

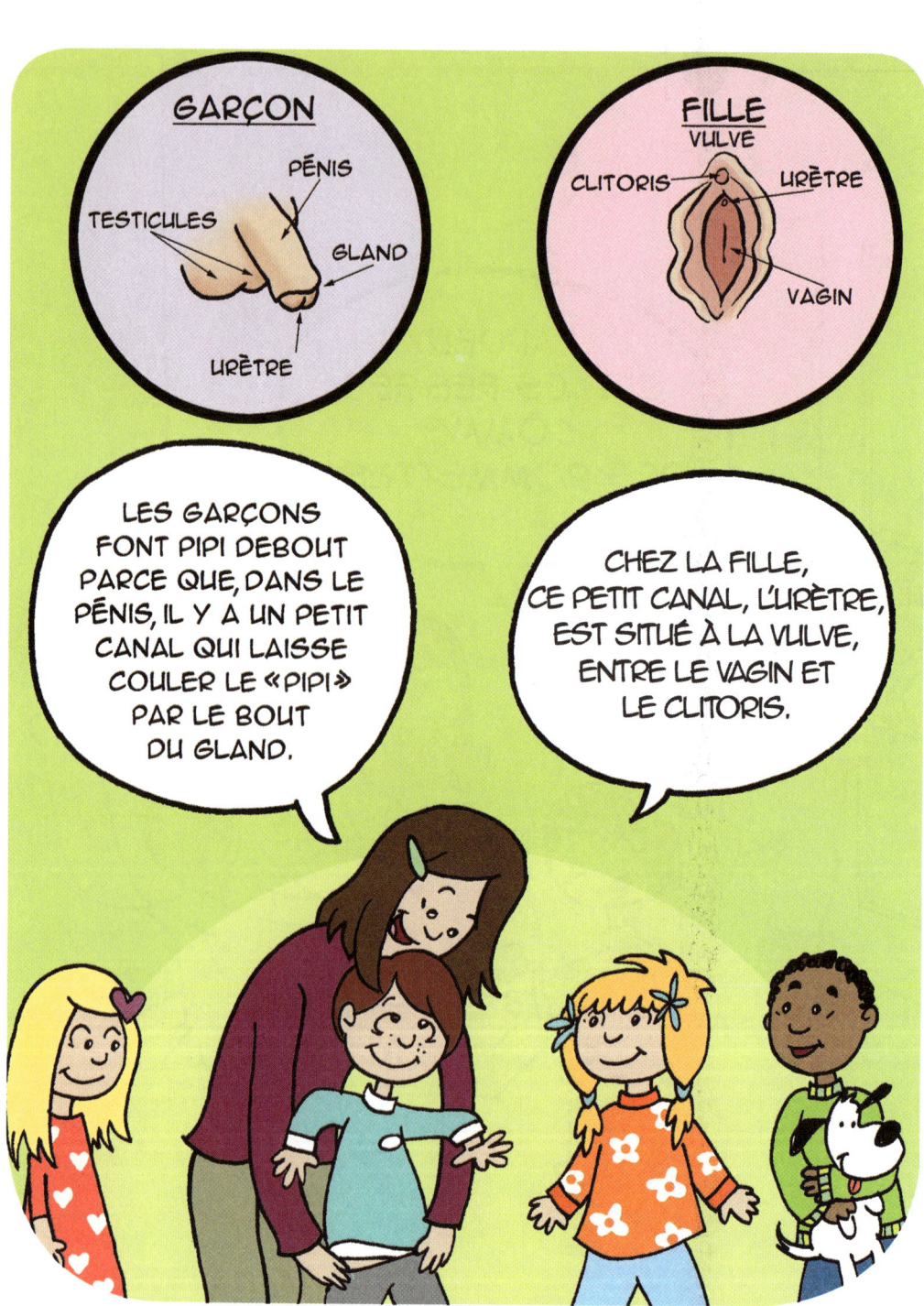

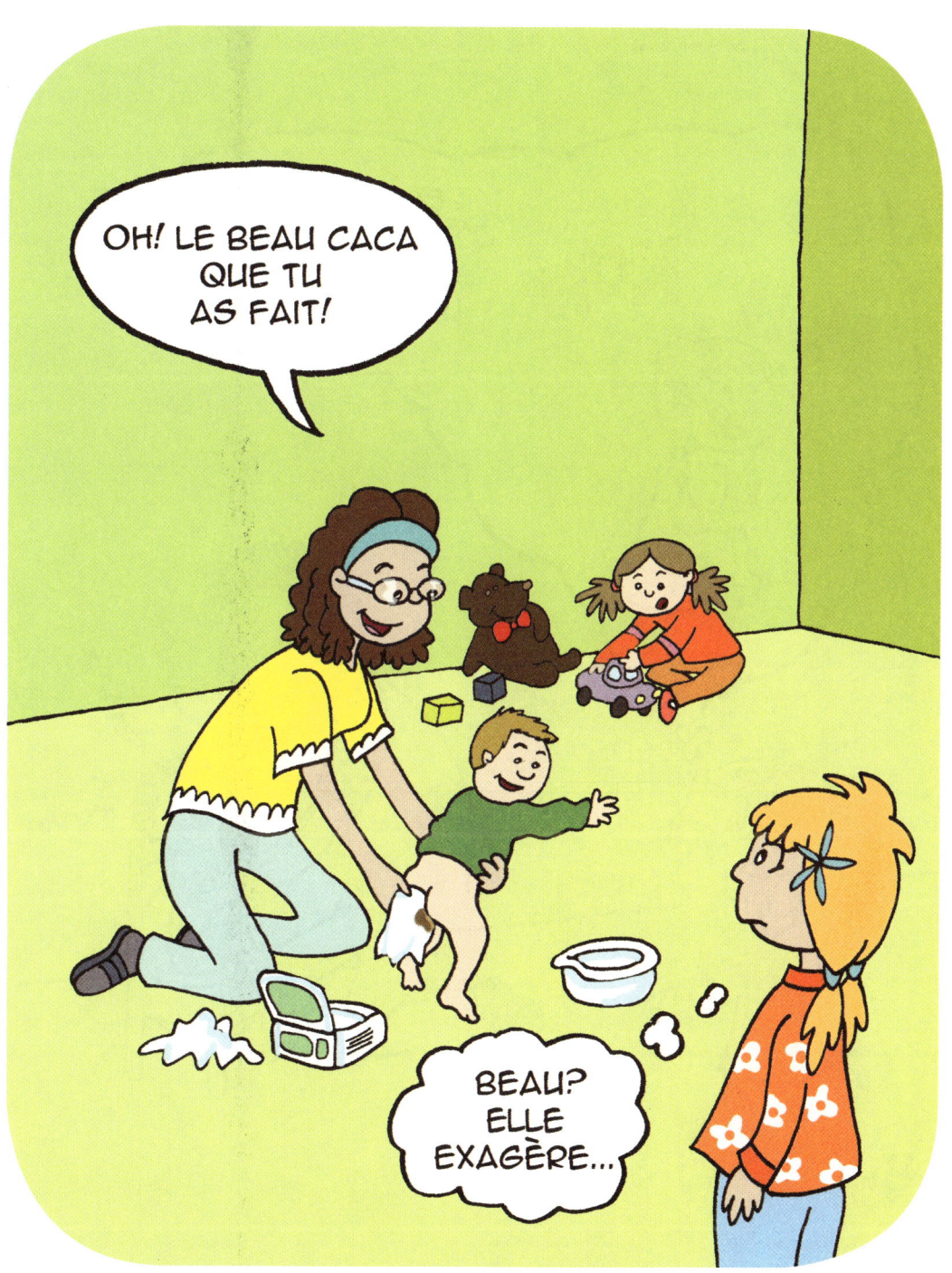

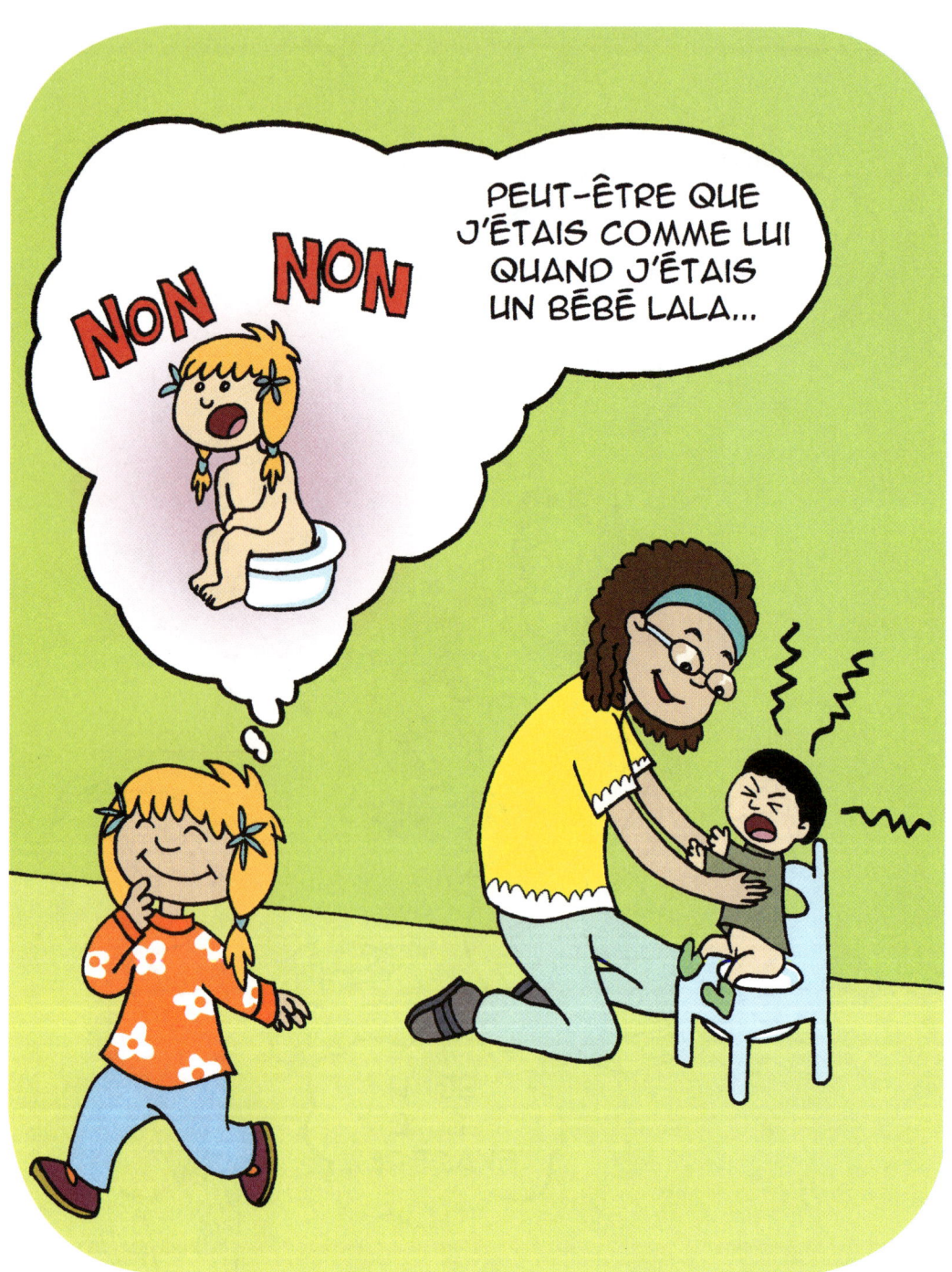

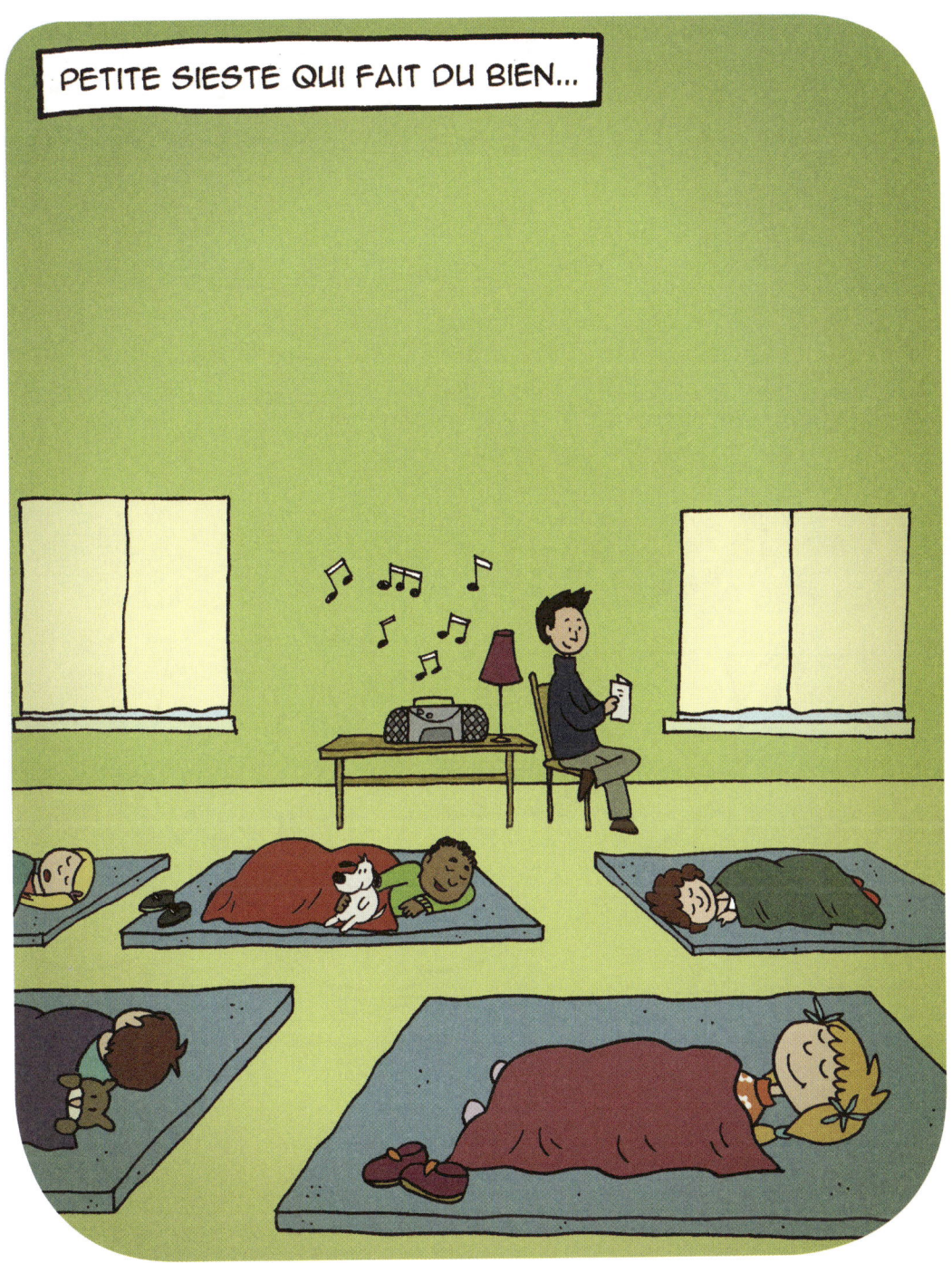

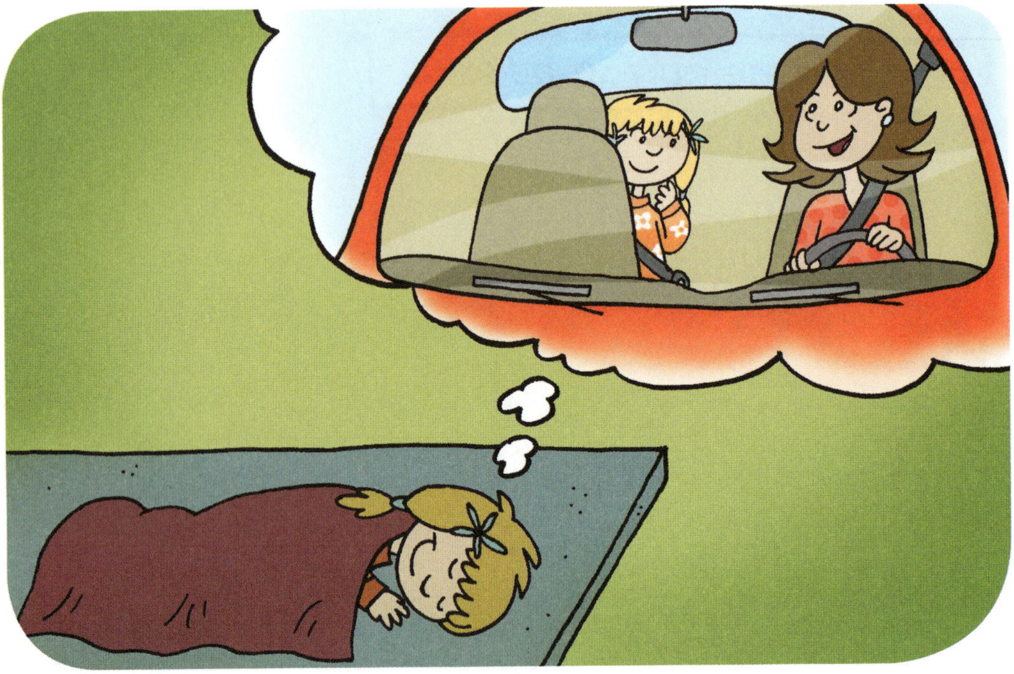

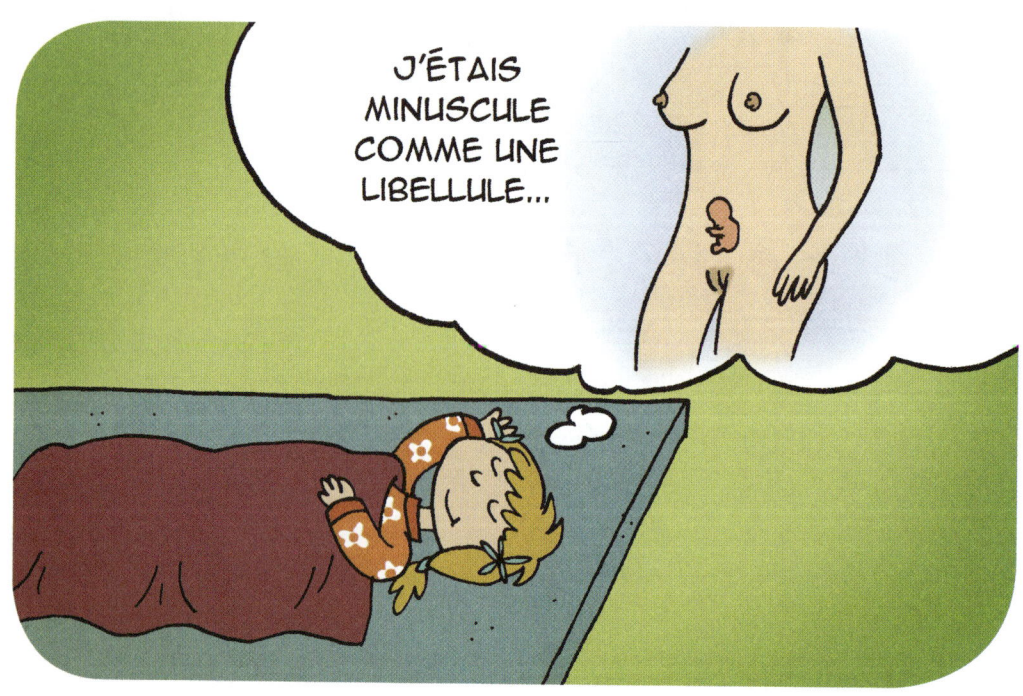

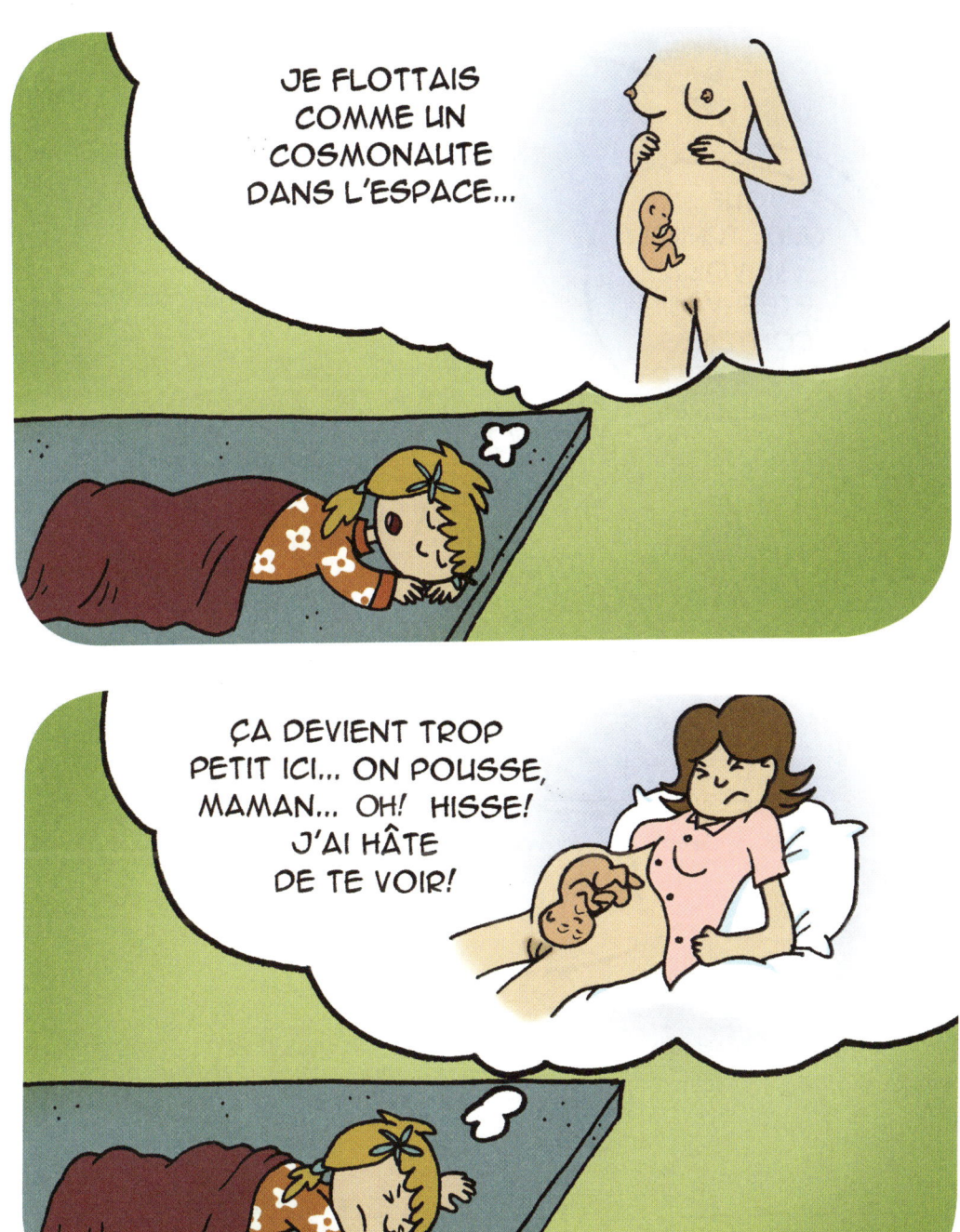

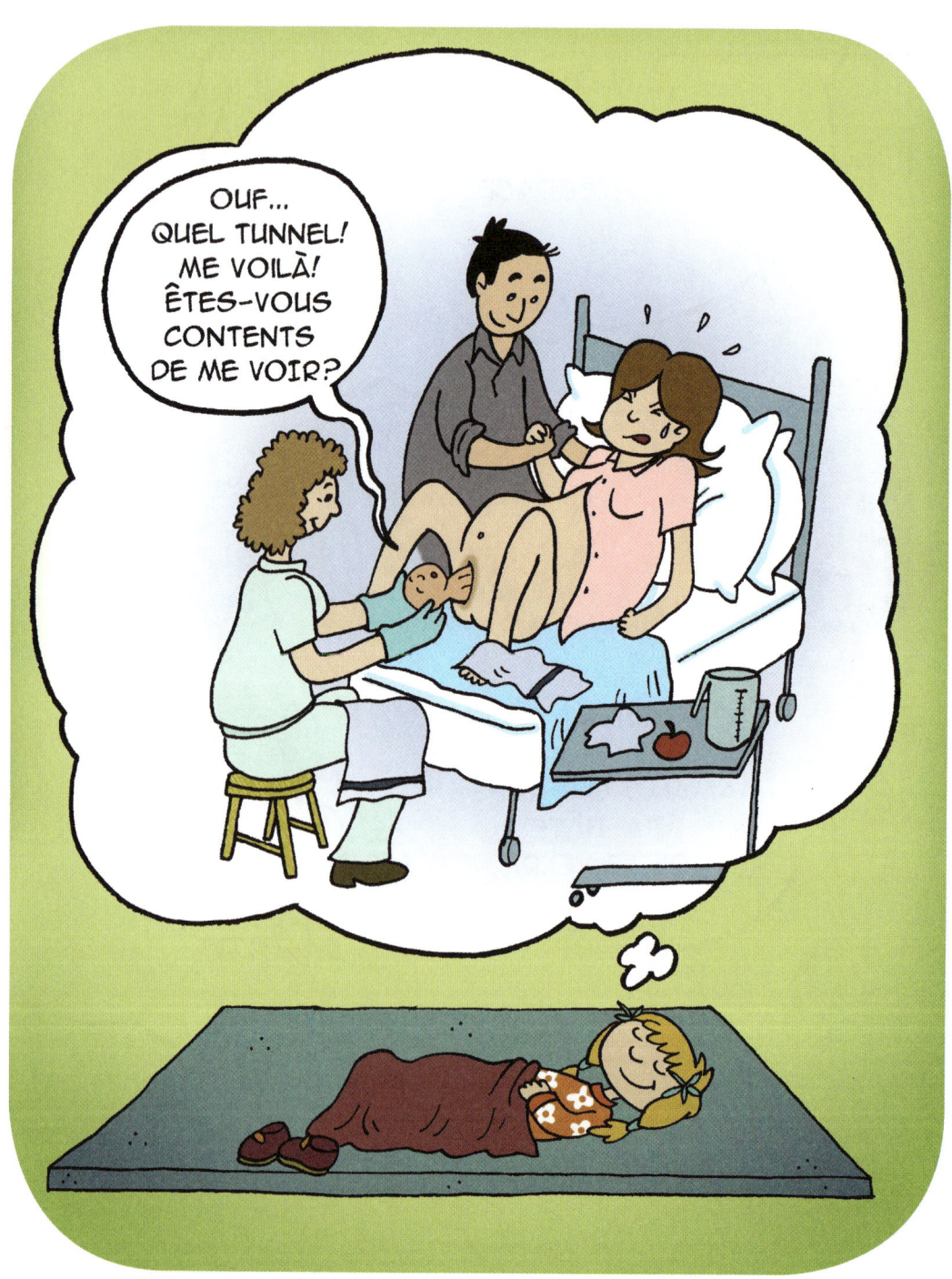

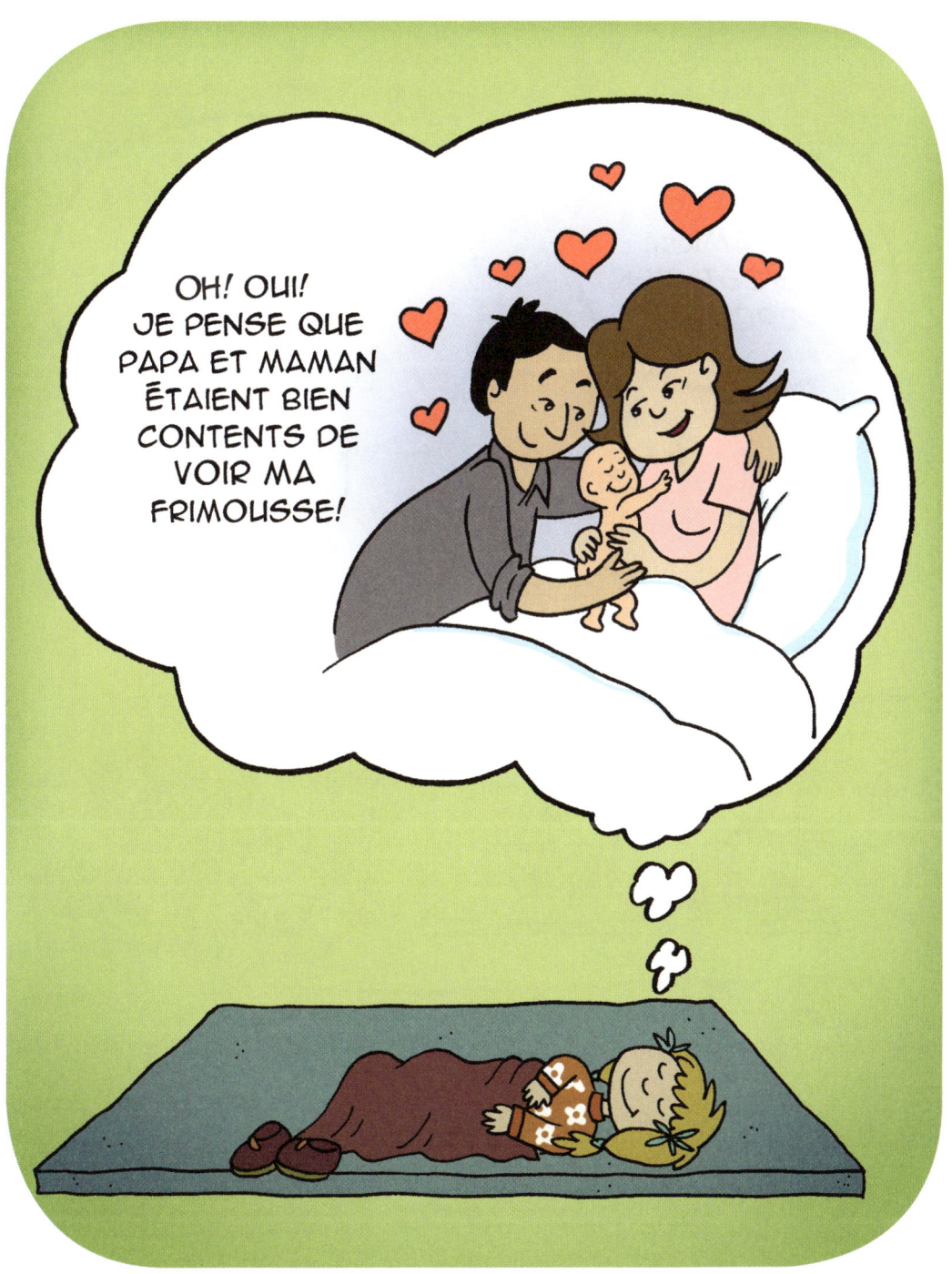

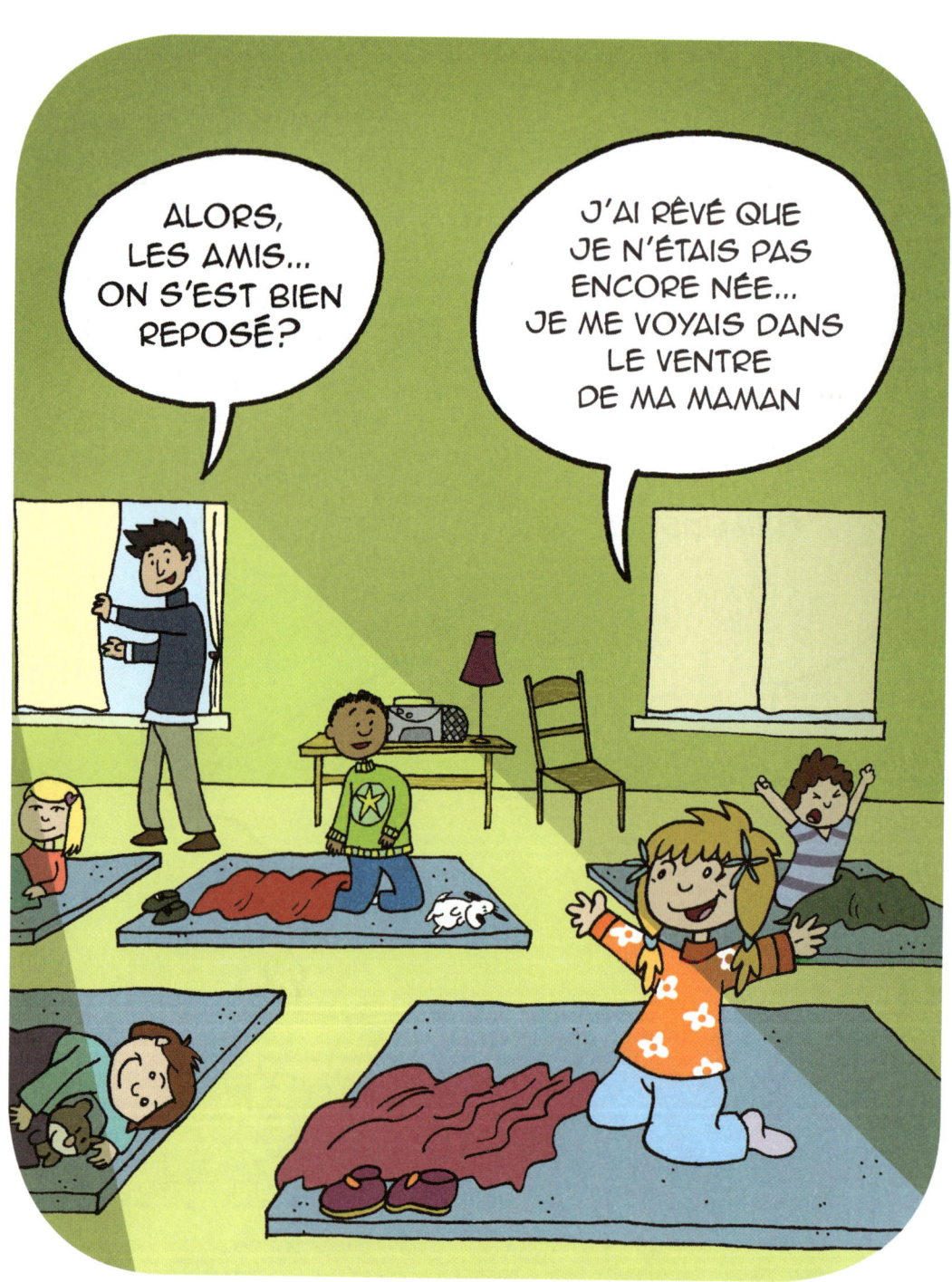

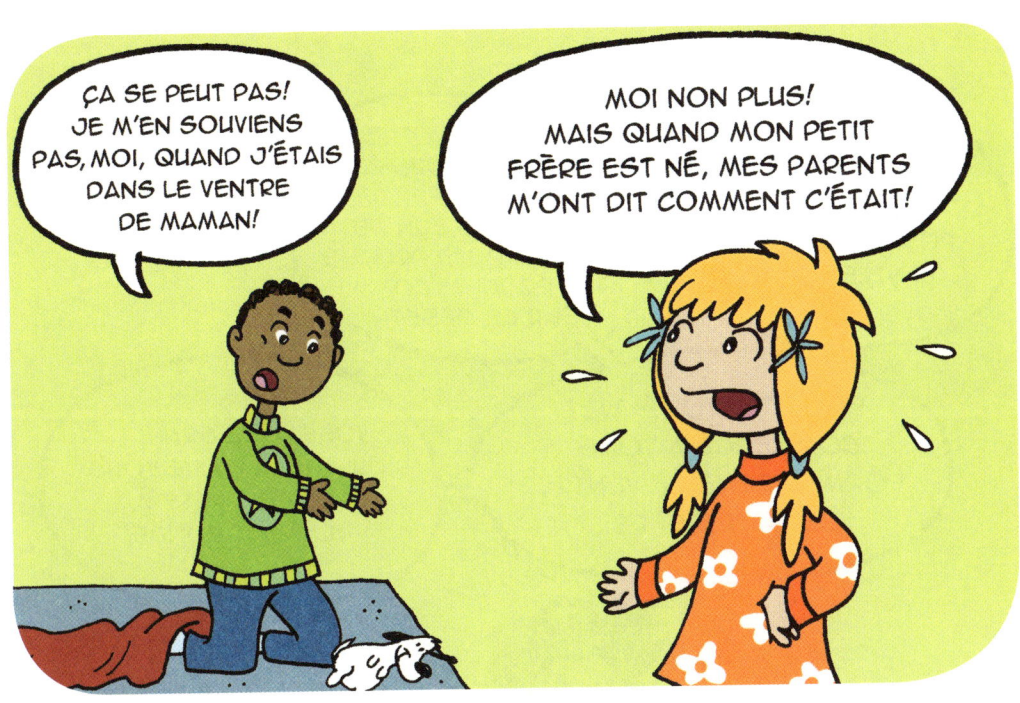
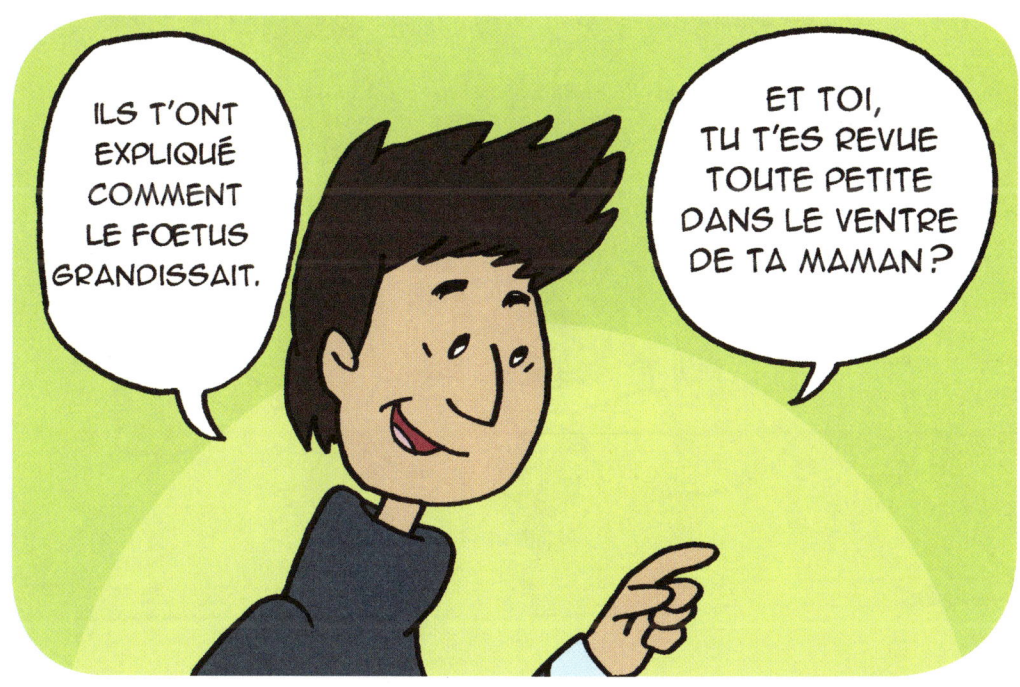

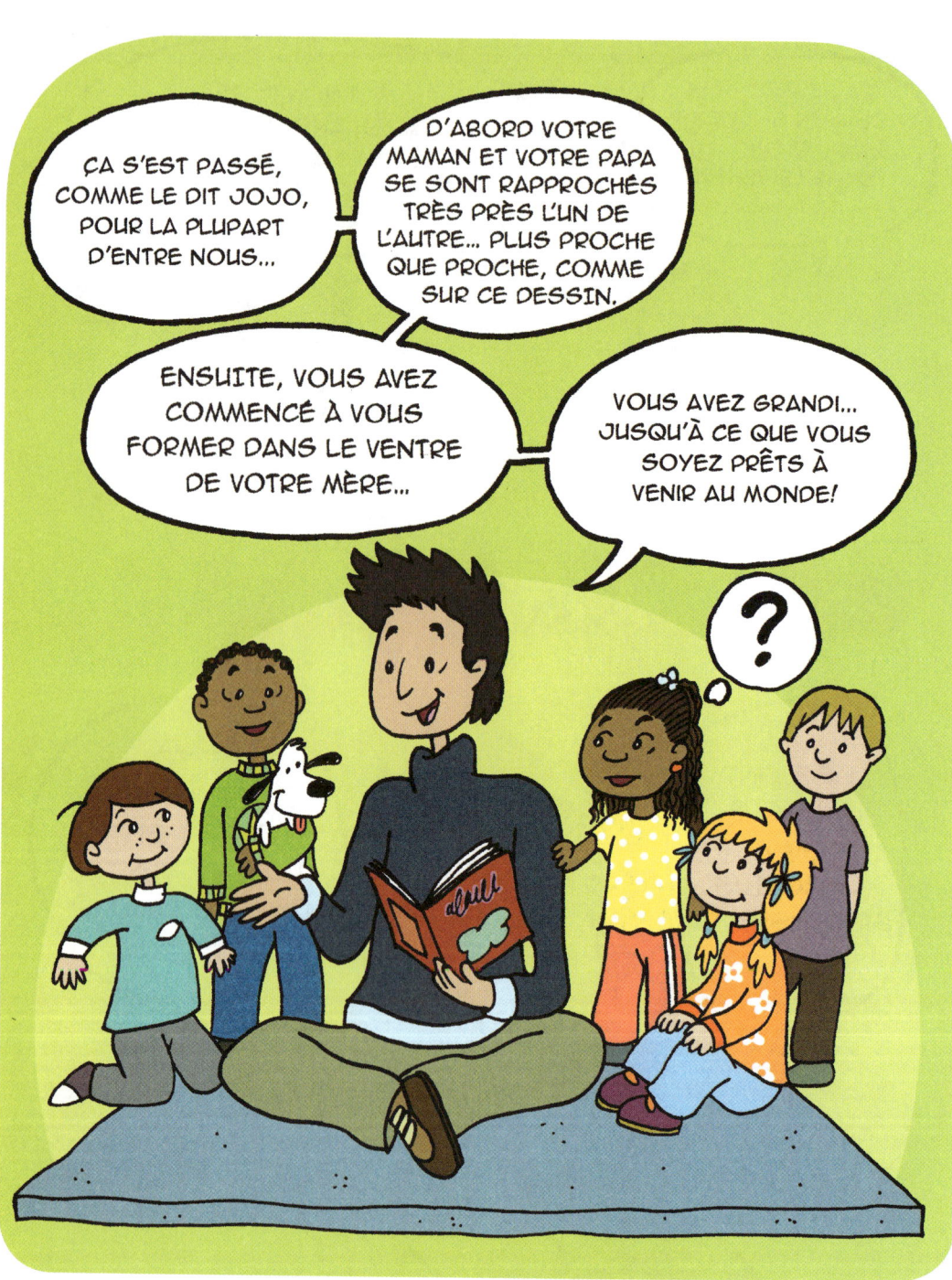

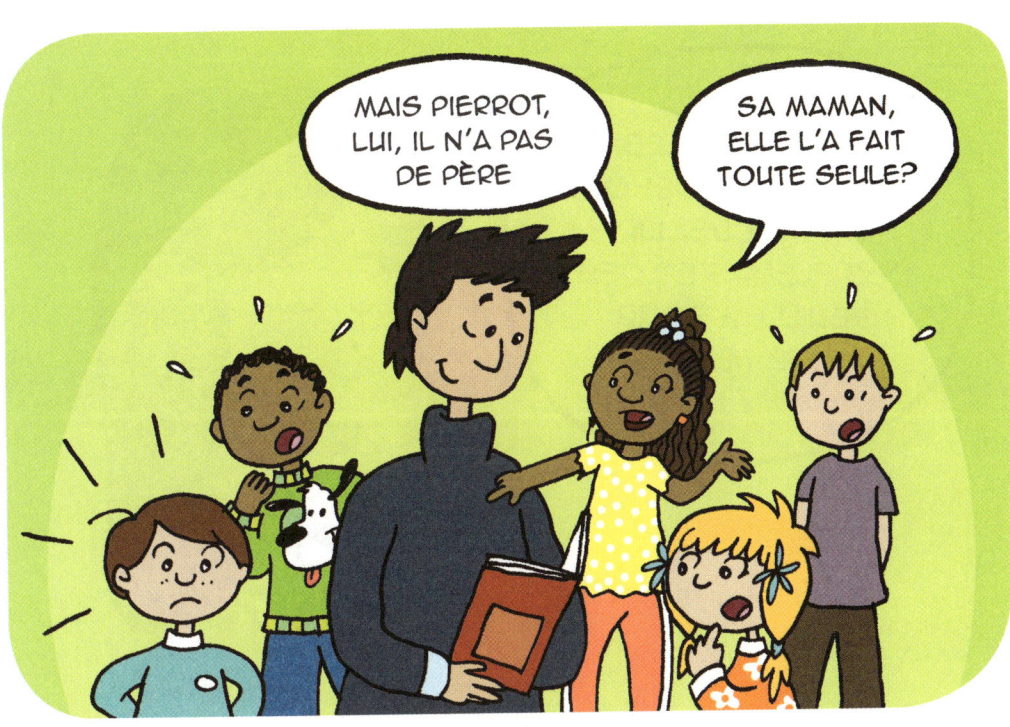
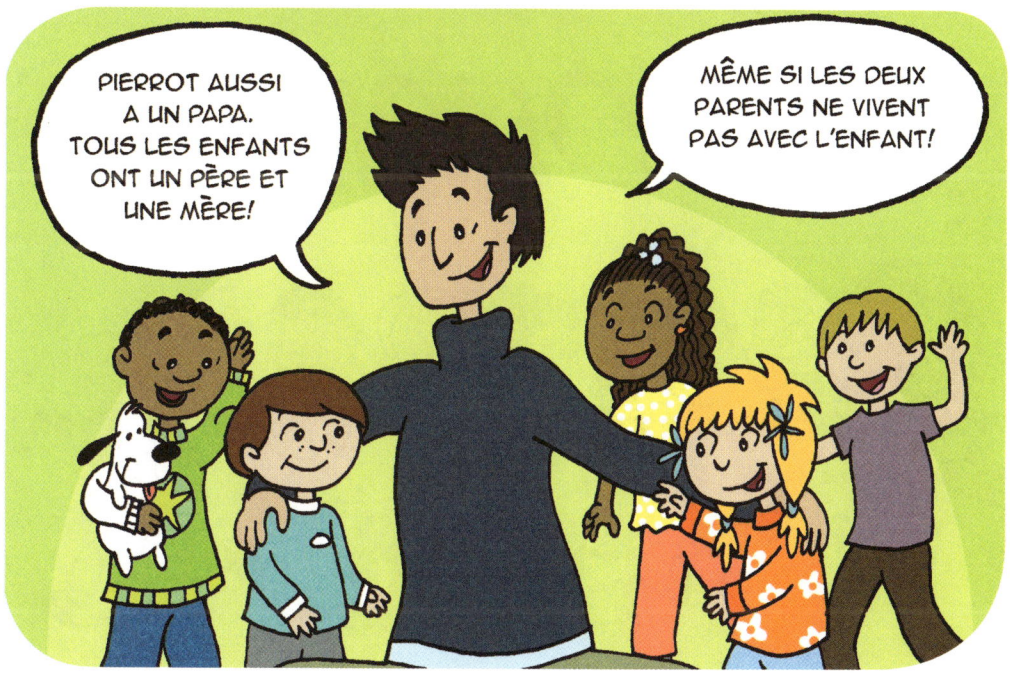

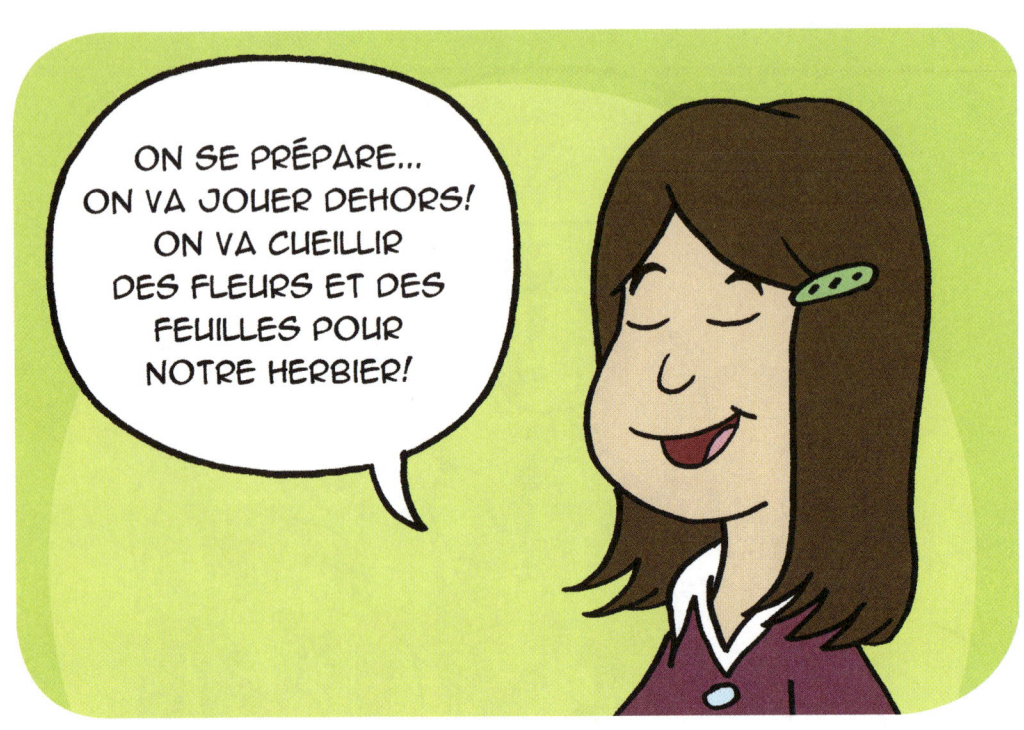
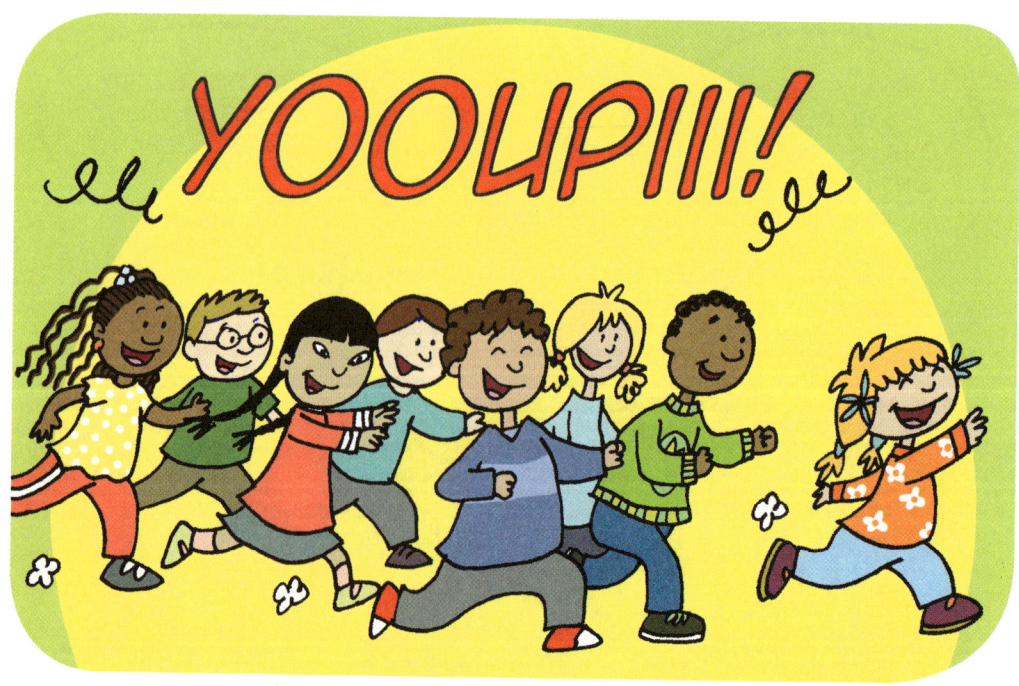

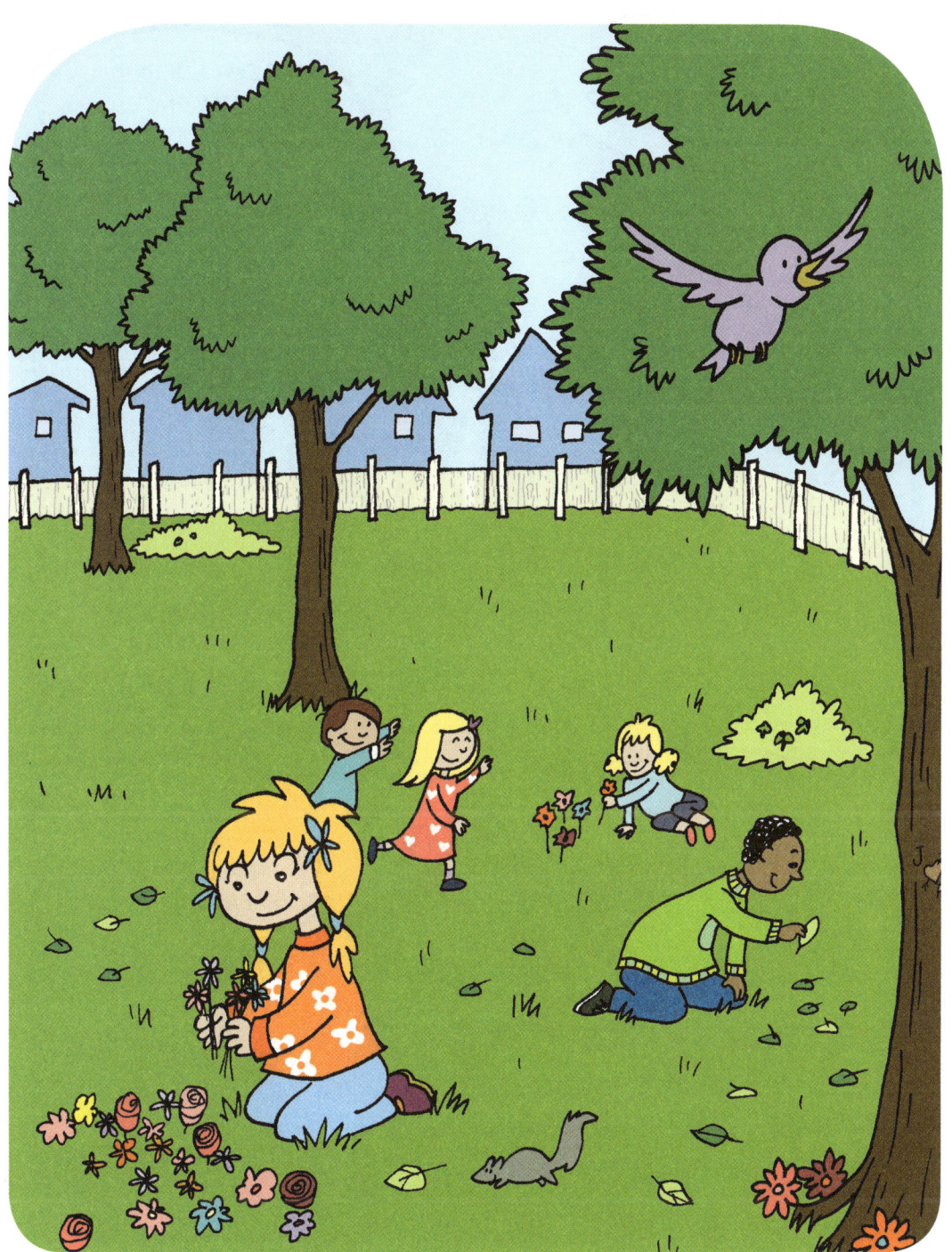

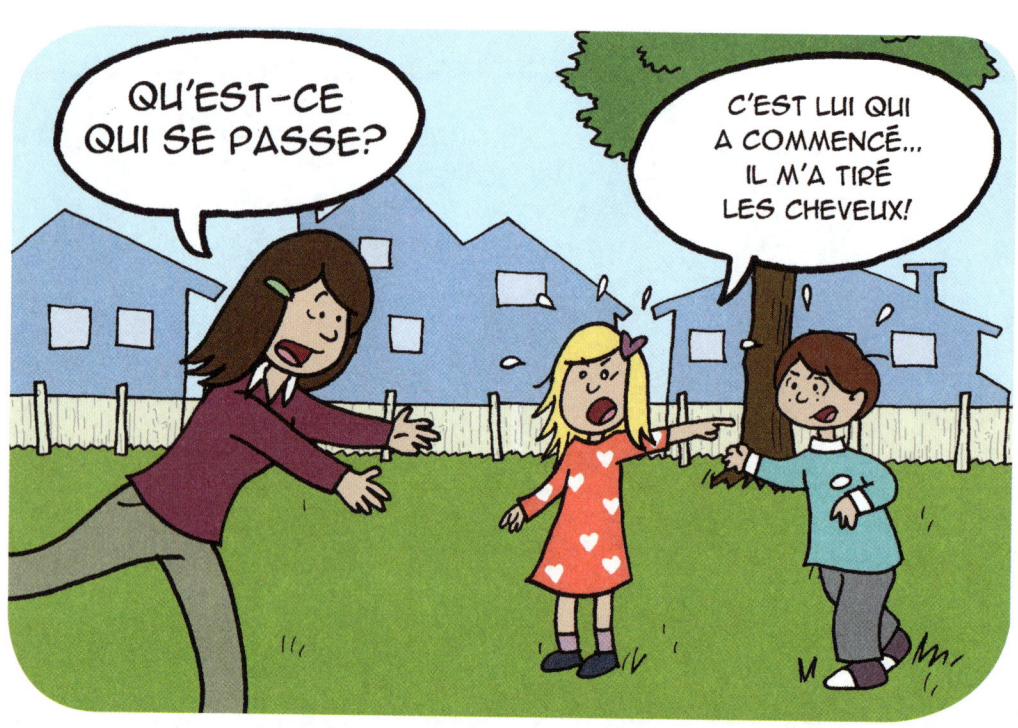
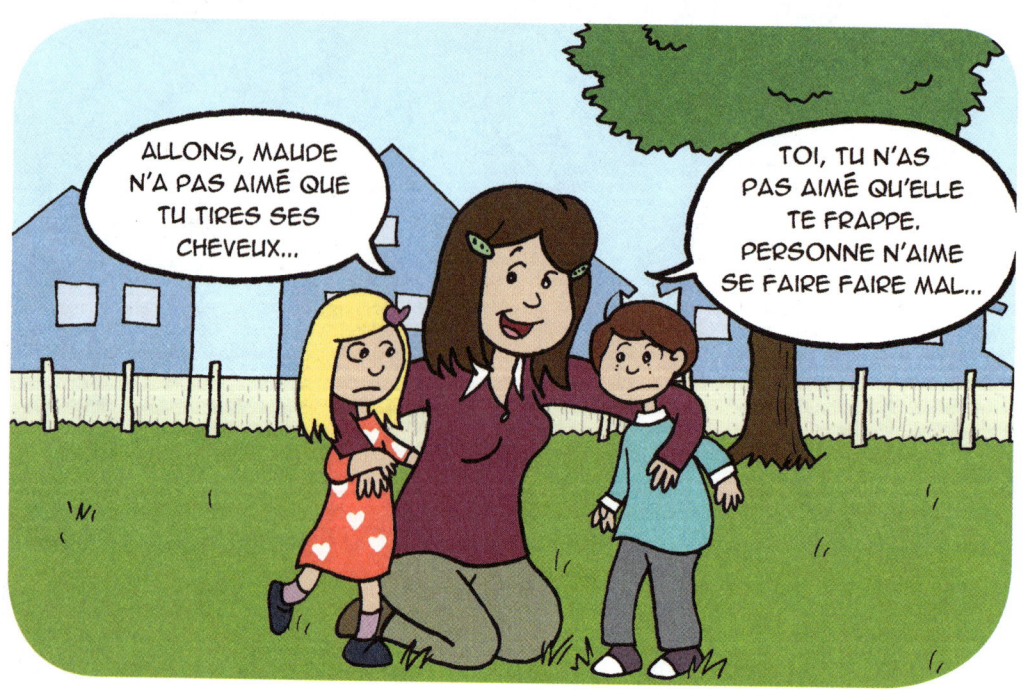

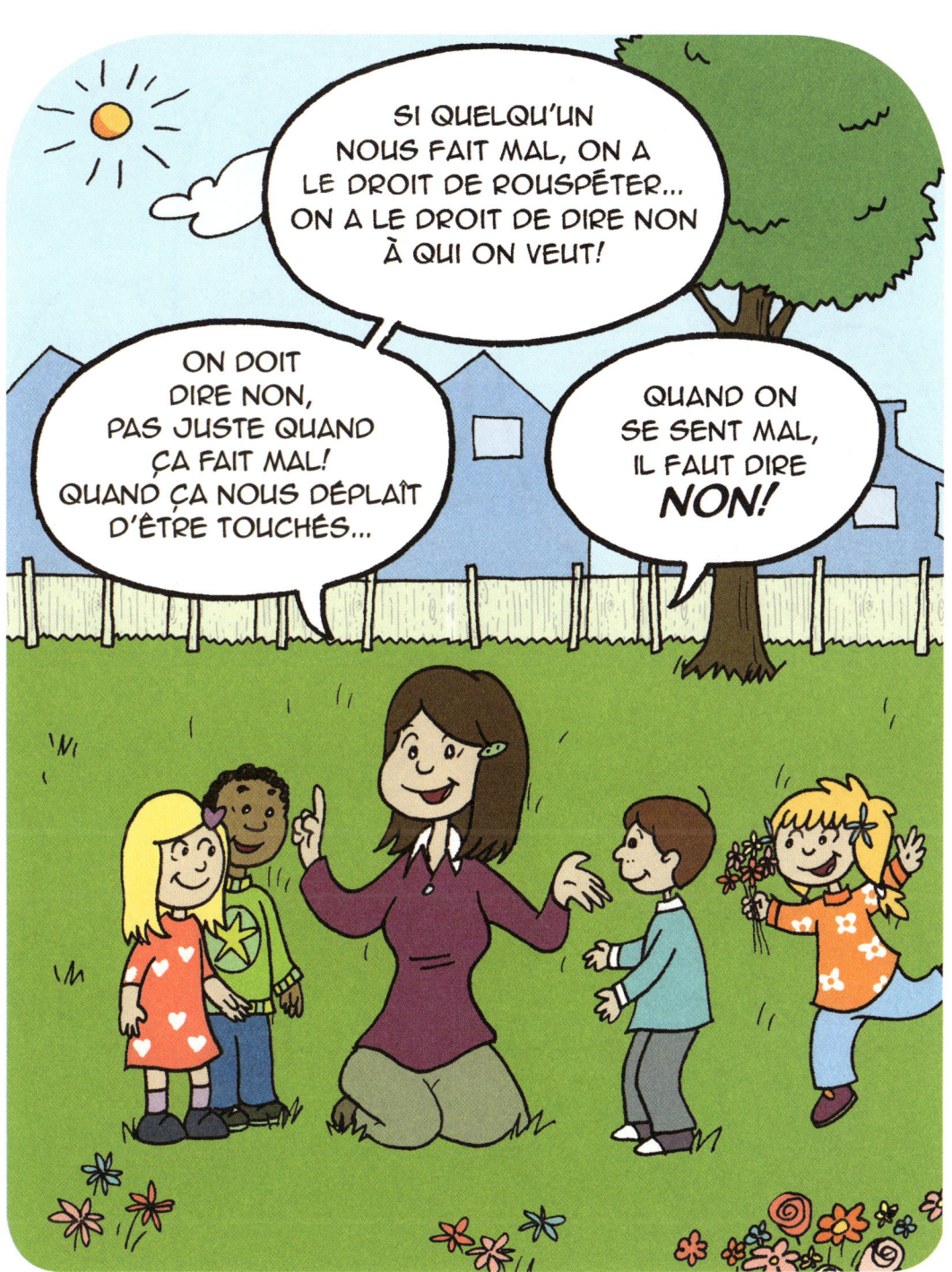

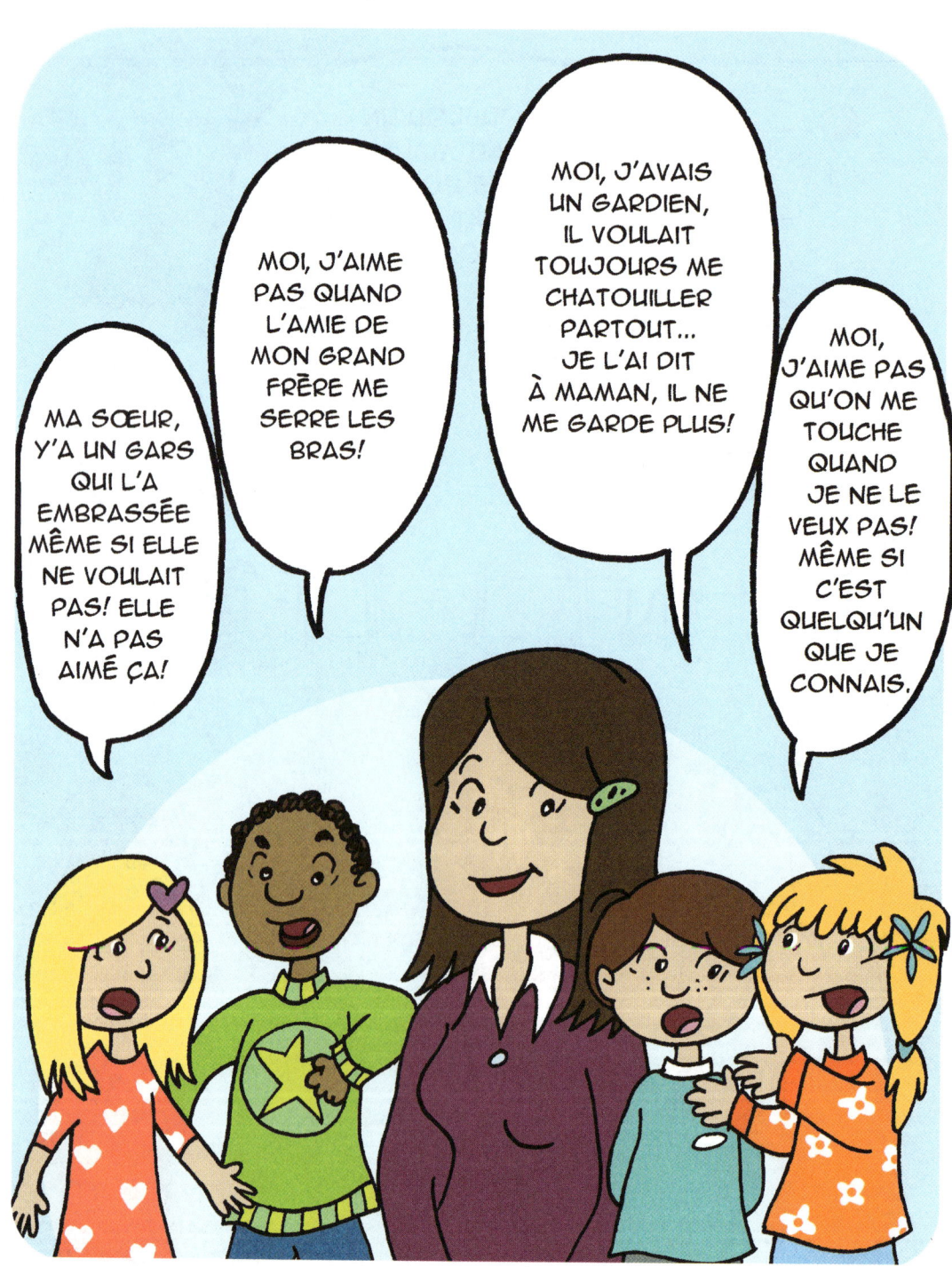

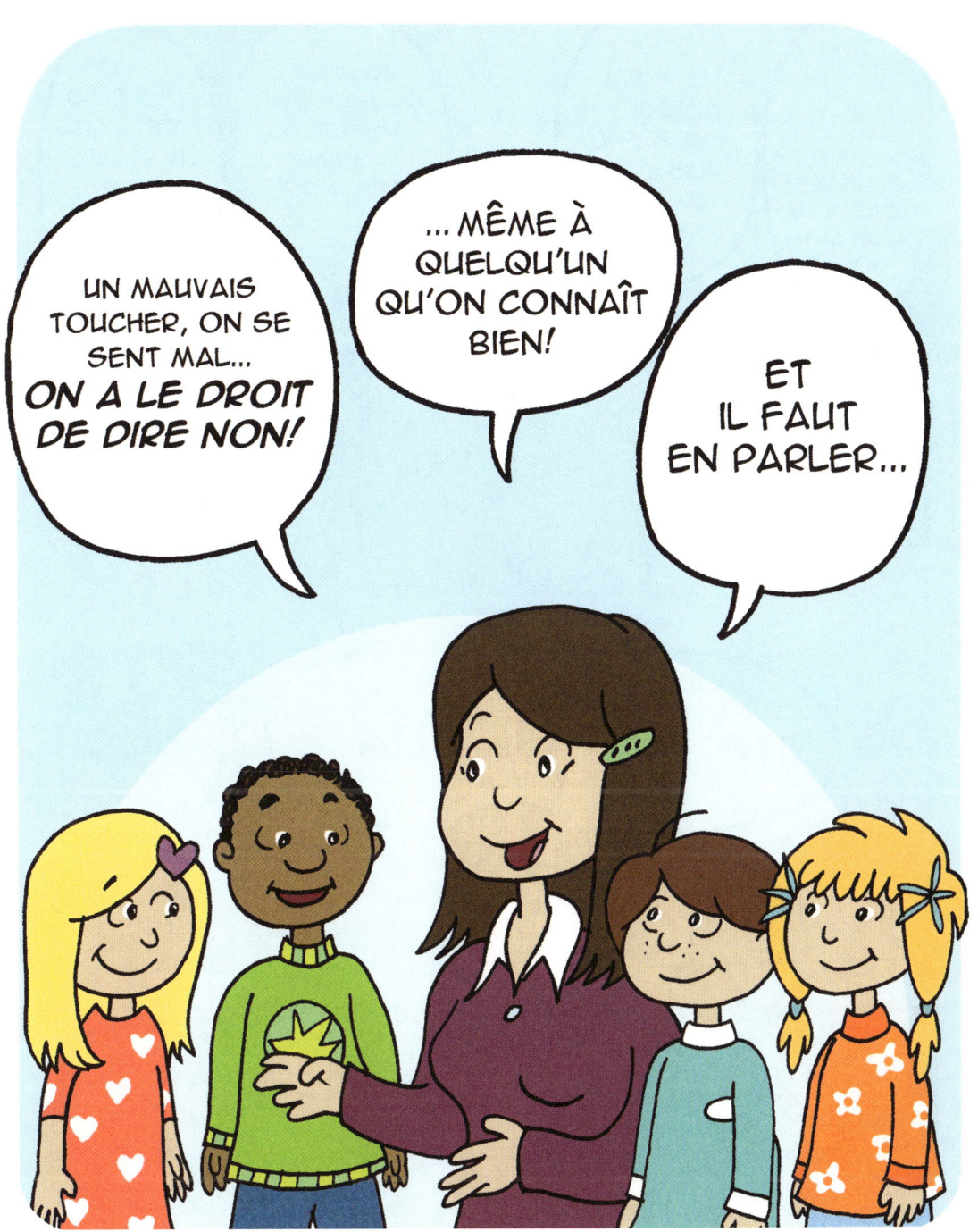

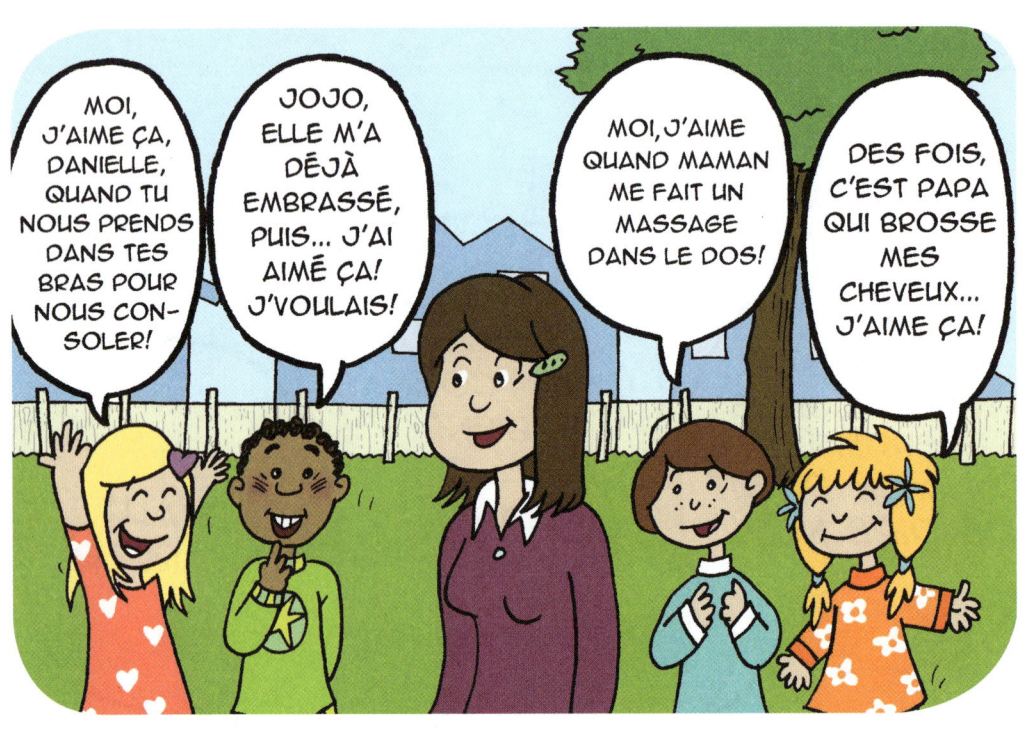
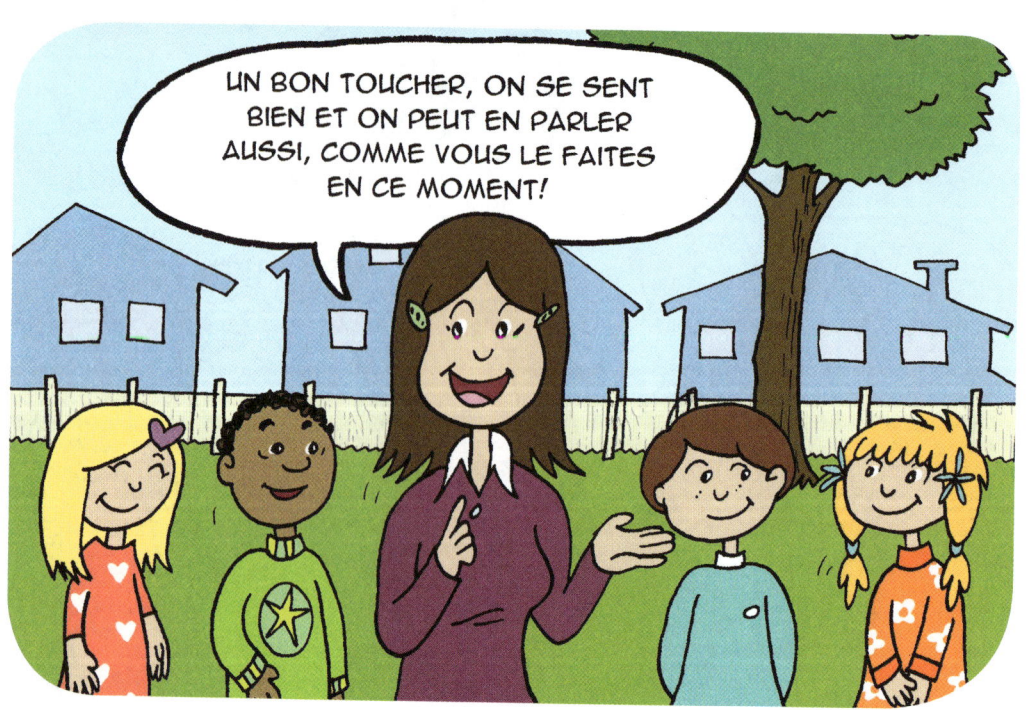

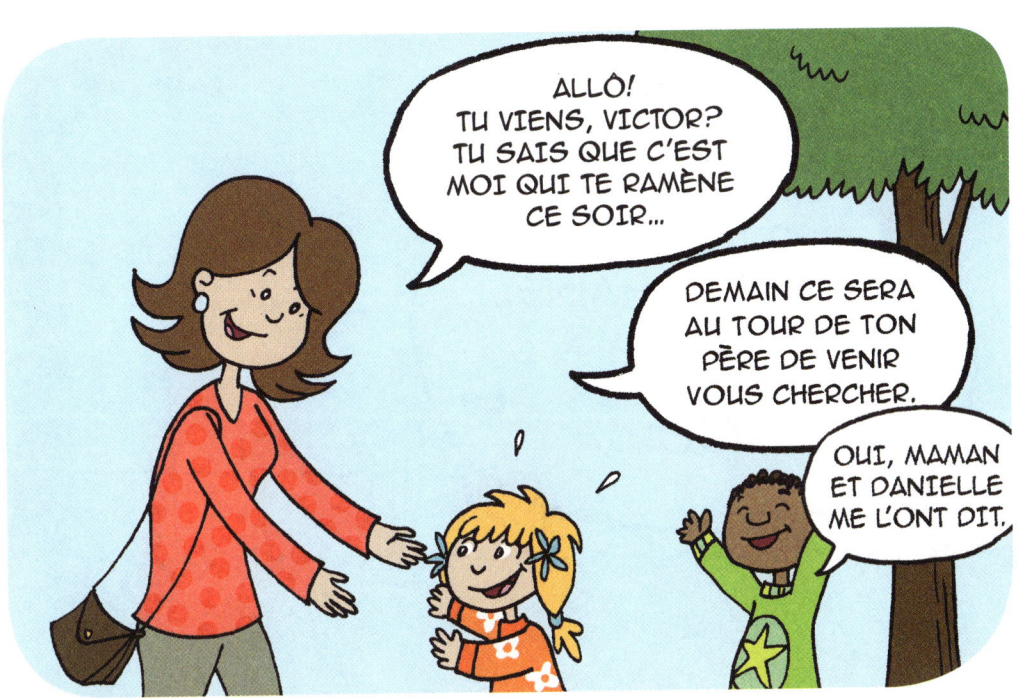
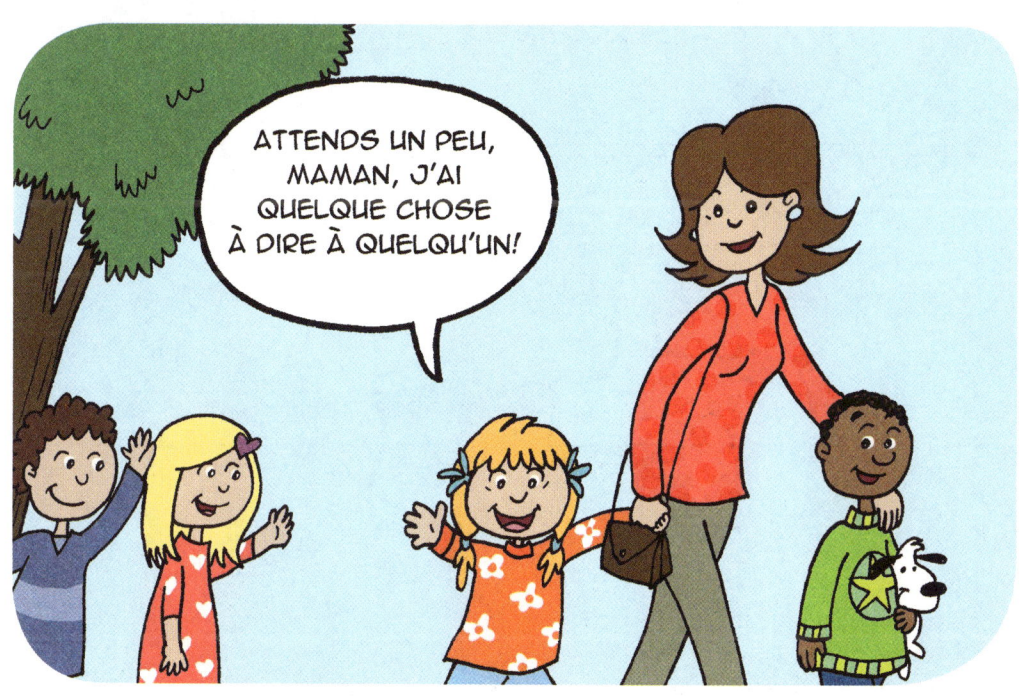

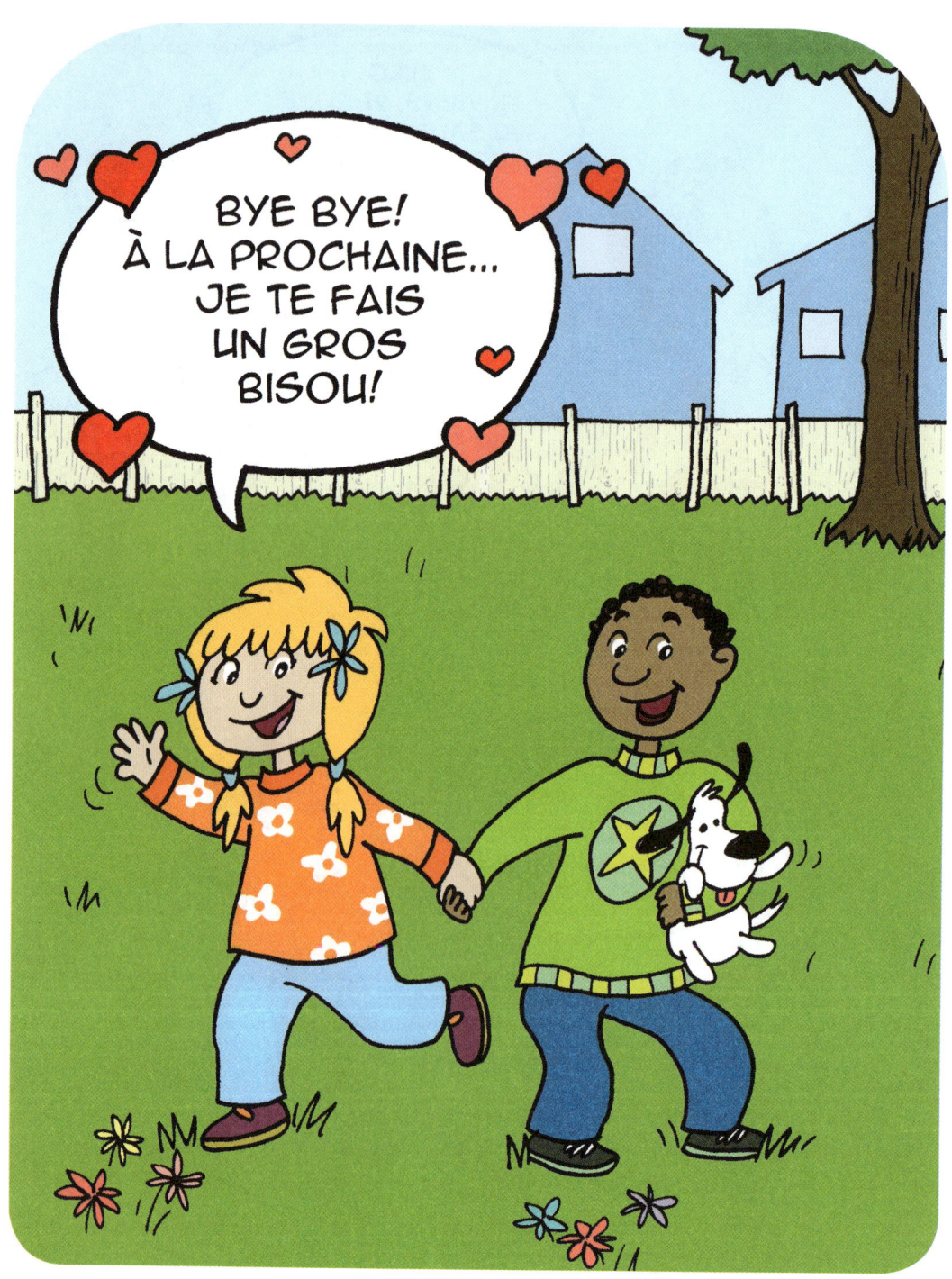

Jeux et activités

JoJo veut embrasser Victor.
Quel chemin doit-elle prendre ?

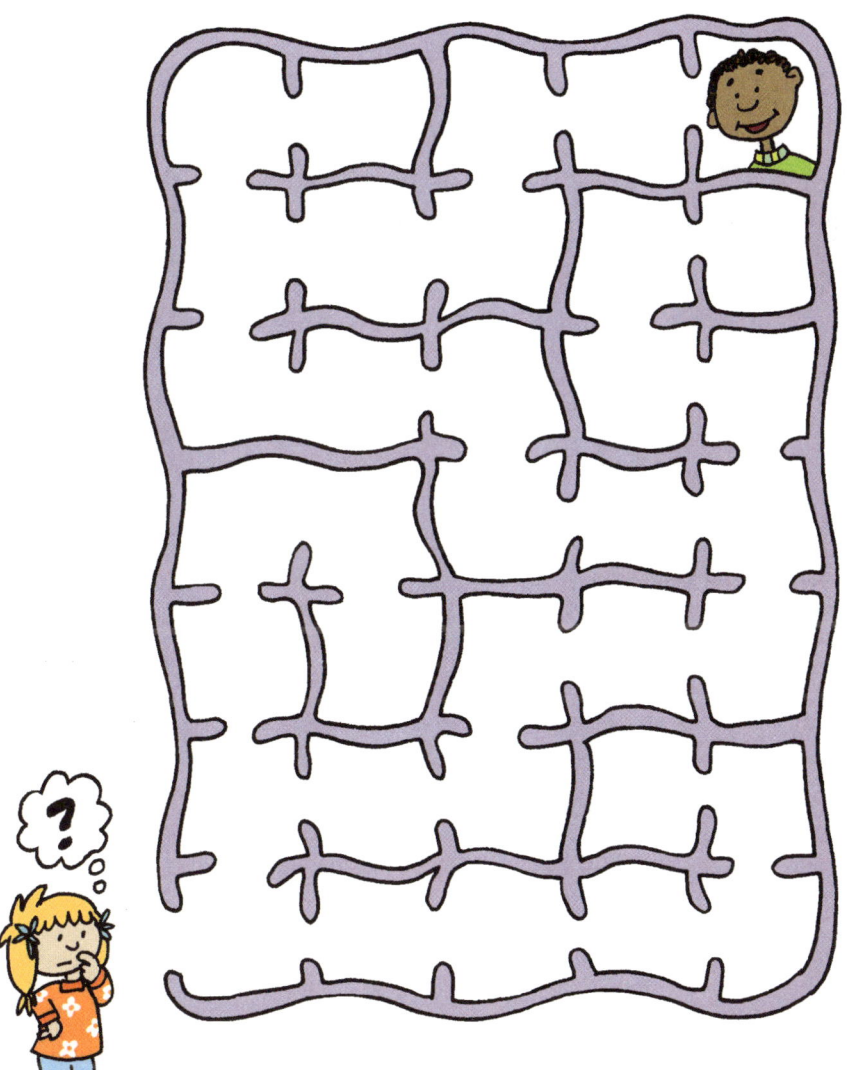

En faisant son dessin, Jean-Nicolas s'est trompé.
Entoure ses deux erreurs.

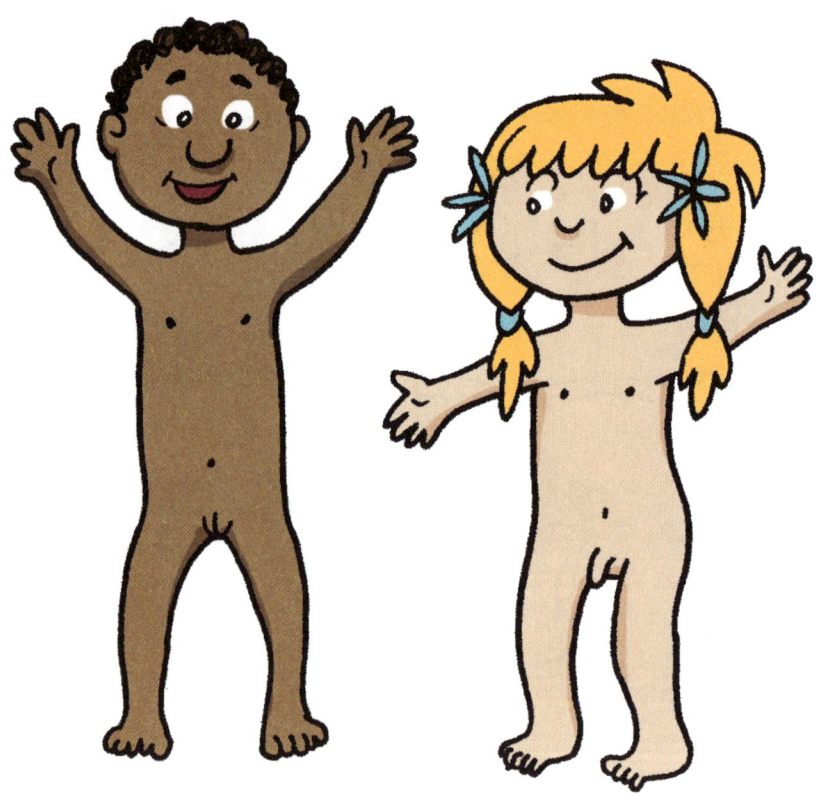

**Et toi, connais-tu ton corps ?
Dessine-le.**

- **Fais un X sur les mauvais touchers.**
- **Entoure le bon toucher.**

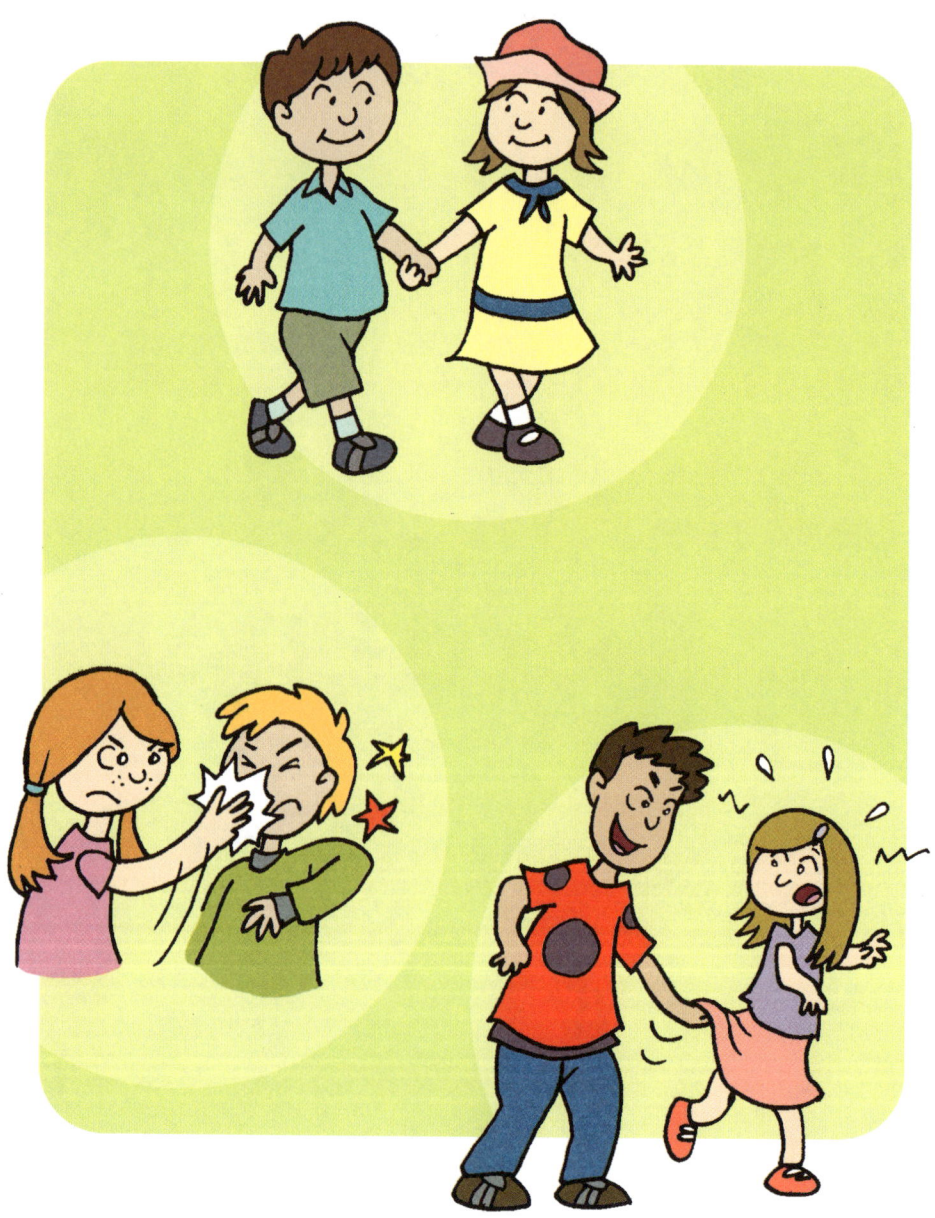

Dessine une caresse que tu aimes.

Bébé a faim. Montre-lui le chemin qui mène au biberon. Montre-lui maintenant le chemin qui mène au sein.

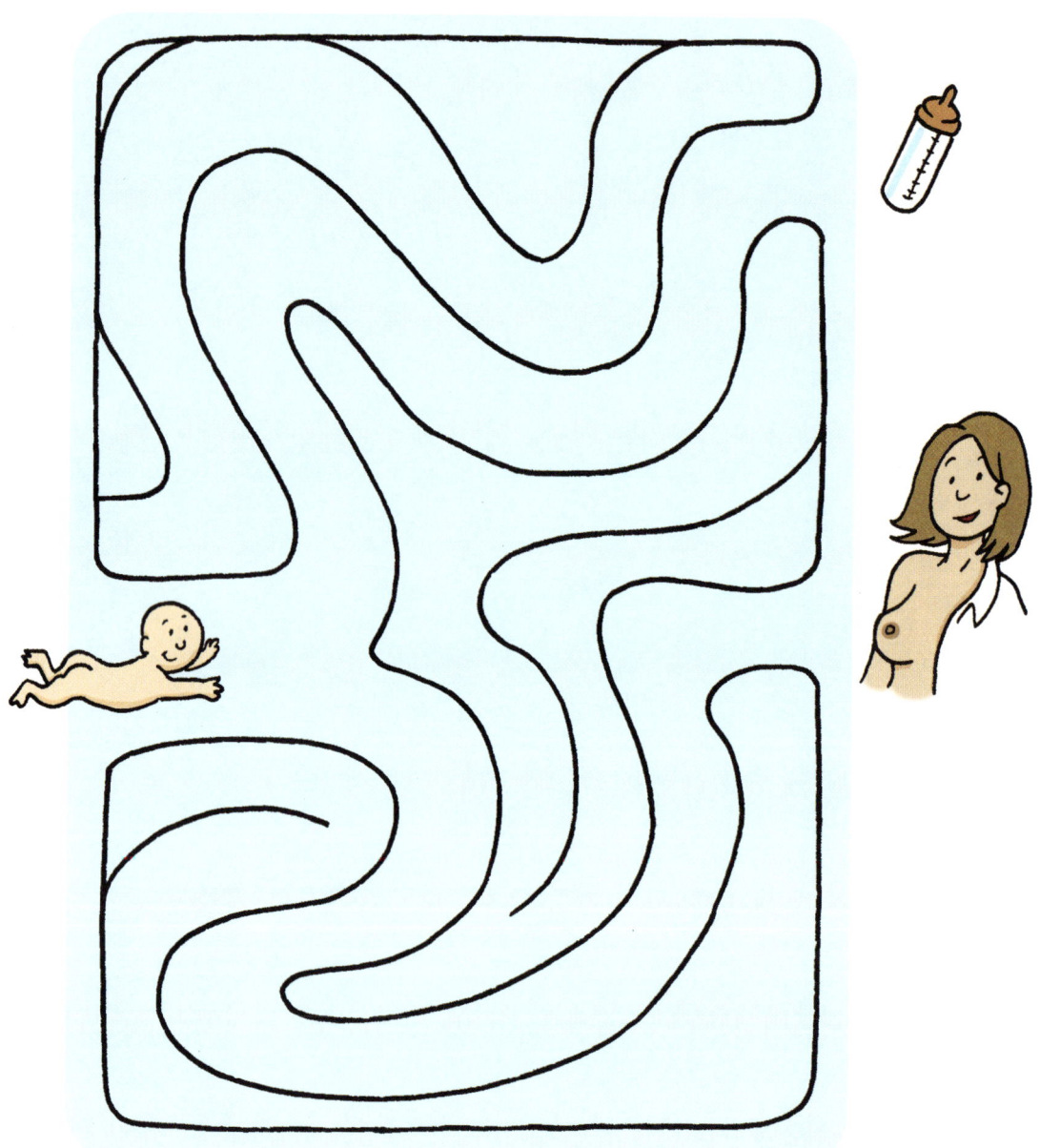

Dessine comment tu étais dans ce lieu spécial, l'utérus, situé dans le ventre de ta maman.

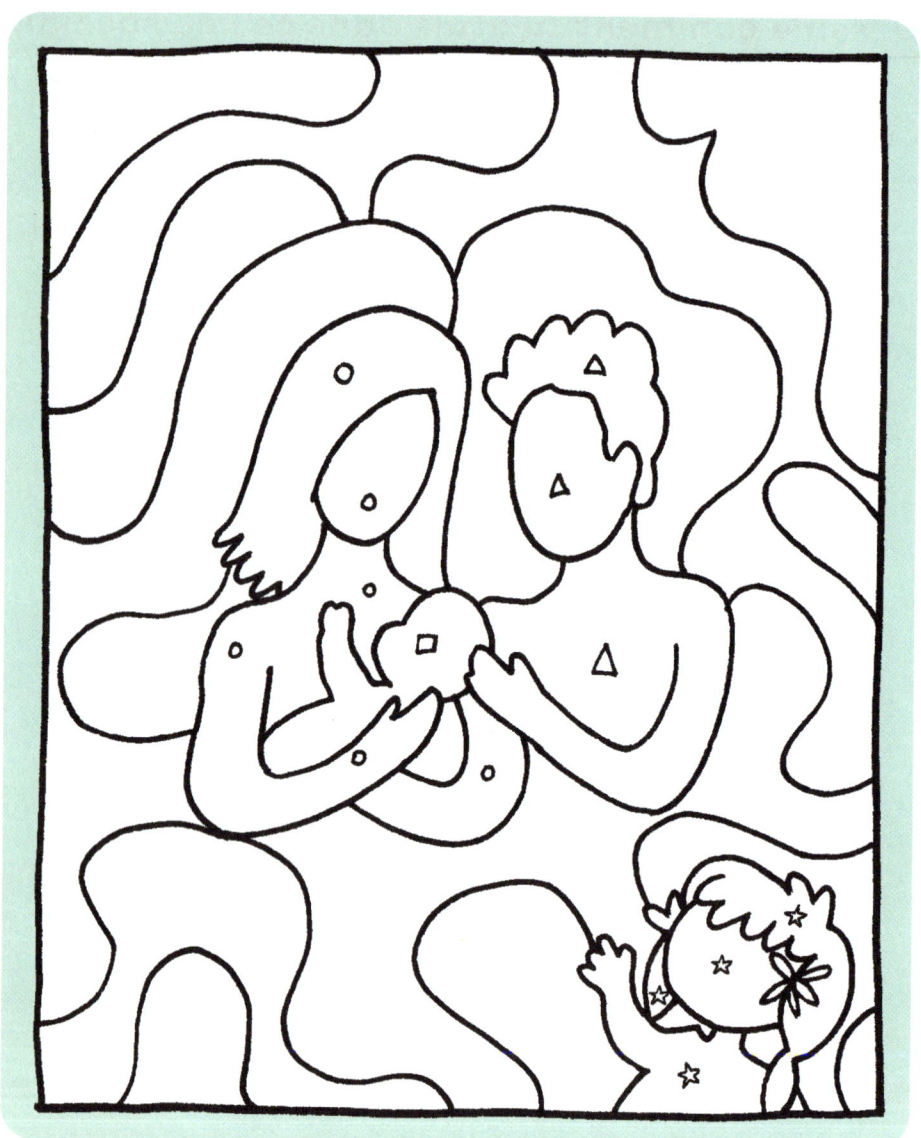

- **Colorie ce dessin. Utilise une couleur différente pour chacune des parties indiquées par O, □, ▽ et ☆.**

- **Complète les visages.**

**Dessine ta maman ou ton papa.
Tu peux aussi dessiner un ami ou une amie
que tu aimes.**

**Relie par une flèche (→)
le bébé à sa maman.**

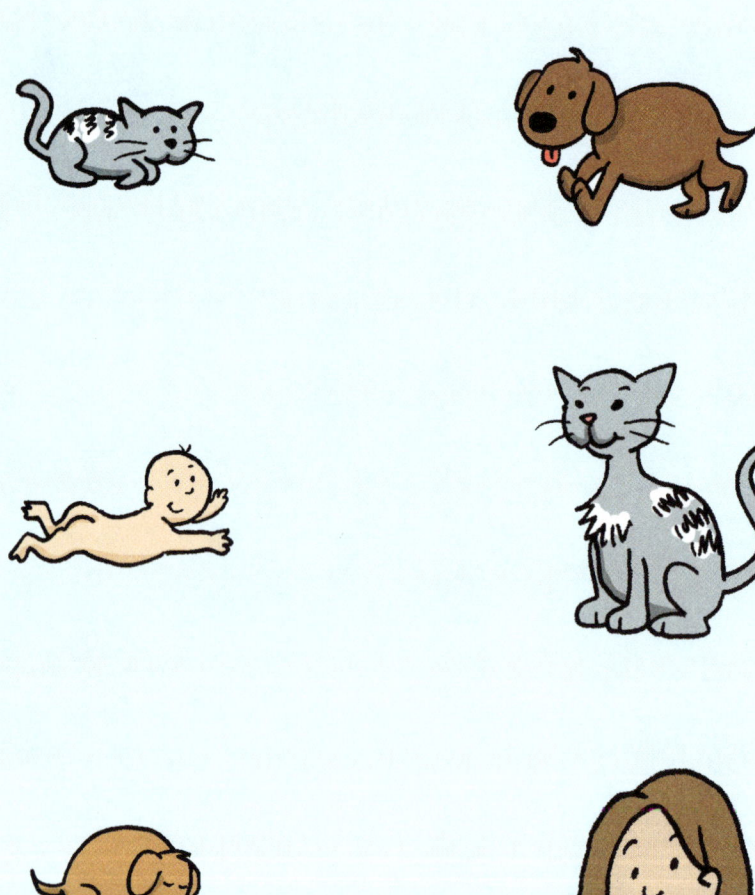

Dessine les organes manquants de JoJo et de Victor.

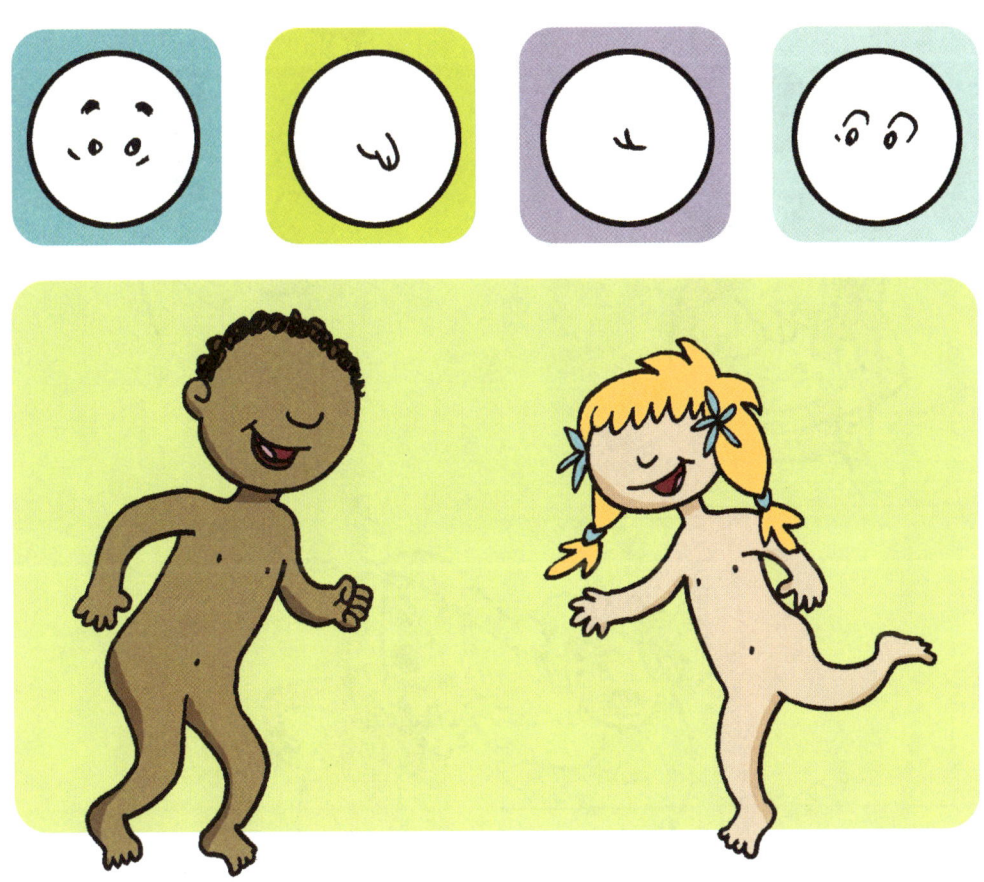

- Fais un X sur le mauvais toucher.
- Entoure les bons touchers.

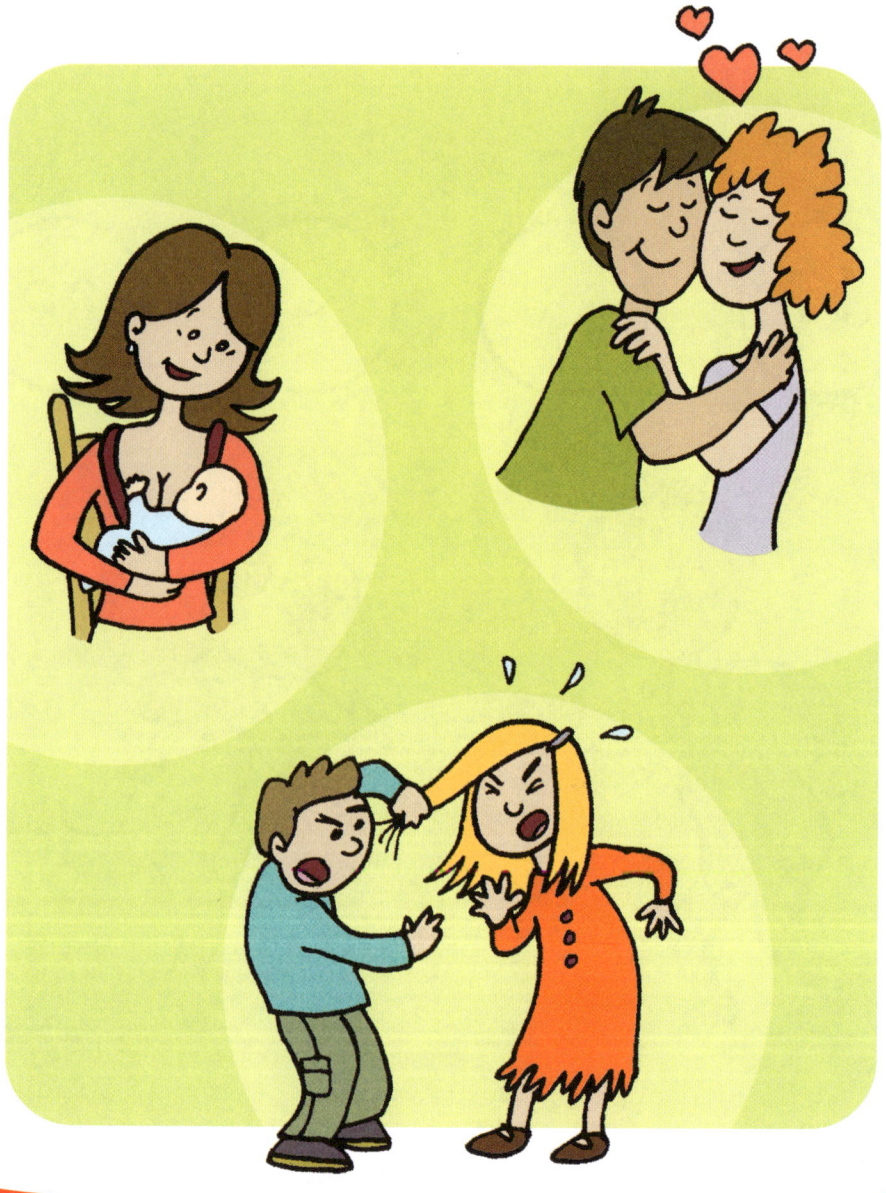

Le coin des grandes personnes

Nul ne peut contester la bonne volonté des parents, des éducateurs et des éducatrices quant à l'importance d'aborder avec les tout-petits les questions relatives à la sexualité.

La plupart des adultes concernés veulent se familiariser avec le développement psycho-sexuel de l'enfant et désirent accorder à cette dimension humaine toute l'attention et l'ouverture nécessaires, mais ils se demandent : *Comment le faire ? Que dire ? À quel moment ? Dans quels mots ? Comment réagir devant tel comportement ?*

Autant de questions, de malaises et d'inquiétudes qui nous ont été signifiés par de nombreux parents au cours de plusieurs années d'intervention en éducation à la sexualité.

L'expression sexuelle du jeune enfant fait sourire. Beaucoup de parents, d'intervenants et d'intervenantes auprès des enfants se considèrent peu ou mal préparés à répondre aux besoins des enfants en cette matière. Ils se sentent démunis, parfois troublés.

C'est dans l'espoir de combler un peu ce besoin que nous avons créé ce livre-jeu.

À travers le dessin, les jeux simples à réaliser et l'histoire de JoJo, nous souhaitons fournir à l'enfant l'occasion d'exprimer sa propre composante sexuelle et offrir aux parents, aux intervenants et aux intervenantes quelques pistes susceptibles d'établir avec l'enfant un dialogue franc sur ces questions.

Les attitudes et comportements sexuels de l'enfant, faut-il le rappeler, témoignent d'un développement global sain, normal et naturel : besoin de découvrir, curiosité, tendance à imiter.

Est-il possible d'apprendre, comme adulte, à s'ouvrir à la sexualité de l'enfant, à accueillir celle-ci comme faisant partie intégrante de sa personne, à lui accorder ni plus ni moins la place qui lui revient et à la percevoir comme source de croissance, de mieux-être, d'émerveillement ?

Nous croyons que oui et nous vous invitons à partager ce choix, en toute simplicité.

LE TOUCHER

Le toucher est essentiel au développement intégral et harmonieux de l'enfant. Celui-ci a besoin d'être touché affectueusement tout comme il a besoin de nourriture, d'oxygène et de protection contre le froid… À travers le toucher chaleureux d'un proche, l'enfant se sent aimé, sécurisé, accueilli. Il ressent aussi du plaisir à être touché affectueusement. Ce besoin d'affection et de tendresse est présent tout au long de la vie. Il variera selon l'âge, la personne et les circonstances de l'existence.

Vous pouvez, avec votre enfant, vous amuser à identifier les touchers affectueux contenus dans ce livre-jeu. Il y en a une trentaine.

LA BOUCHE

Chez le bébé, la bouche est la zone privilégiée, depuis la naissance jusqu'à environ quinze mois. L'exploration première de son environnement se fait par les lèvres, la langue et la bouche, qui est une zone très sensible. Tous les objets sont d'abord découverts et explorés par la bouche (p. 11 et 12). Quand le bébé tète le sein ou le biberon, l'action même de téter lui procure du plaisir et ajoute au sentiment d'être rassasié, satisfait (p. 12).

La bouche demeure une zone de plaisir et d'érotisme tout au long de la vie, à des degrés divers selon les individus.

SENSUALITÉ ET SENSORIALITÉ

Au fil de sa croissance, l'enfant expérimente son corps sensuel et sensoriel. Se toucher ou être touché est bon et procure du plaisir (p. 13, 22 et 25-29).

Les bébés, même naissants, peuvent avoir des réactions sexuelles génitales (p. 13). Il ne faut pas se surprendre qu'un bébé garçon ait des érections au moment de la toilette. La fille a elle aussi des réactions sexuelles génitales, mais celles-ci sont moins apparentes.

Sexualité, sensualité et sensorialité sont souvent interreliées et font partie de la vie de tous les êtres humains, de la naissance jusqu'à la mort. Pour le petit explorateur et la petite découvreuse, aucune partie du corps n'est taboue. Leur corps réagit à l'eau, au vent, à la chaleur, aux caresses, à la douceur de l'ourson en peluche.

Il peut être enrichissant et réconfortant pour les parents et les enfants d'établir entre eux une communication sensorielle par le massage.

L'APPRENTISSAGE DE LA PROPRETÉ

À partir d'un an et demi environ s'effectue, avec l'acquisition de la propreté, un déplacement de la zone privilégiée de la bouche vers l'anus.

L'entraînement à la propreté est caractérisé par deux mouvements : se retenir ou se laisser aller. L'enfant devient maître de ses muscles sphinctériens. Pour la première fois, il exerce un certain contrôle sur son environnement. Cette étape représente une forme de dialogue subtil entre l'enfant et la figure parentale : faire plaisir en poussant pour expulser les selles au bon moment ou contrarier en se retenant (p. 45 et 46).

La réaction parentale aux fonctions corporelles de l'enfant est très importante car, pour ce dernier, tout ce qu'il produit est beau et bon (p. 45). L'apprentissage de la propreté peut donner lieu à un rapport de force entre l'adulte et l'enfant, une dynamique pénible et longue à résoudre si l'expression de l'autonomie de l'enfant n'est pas reconnue et valorisée à travers ce phénomène.

LE DÉVELOPPEMENT DU LANGAGE

Cette phase d'apprentissage de la propreté coïncide avec le développement du langage. L'enfant prend plaisir à identifier toutes les parties de son corps. Si l'on n'exclut pas les organes génitaux du reste de sa personne, l'enfant intégrera naturellement sa dimension sexuelle et génitale à son développement global. Les termes exacts pour nommer ses organes génitaux s'apprennent aussi facilement que leurs équivalents plus colorés (zizi, quéquette, rikiki, minou, bizoune, chatte…) et parfois, hélas, à connotation dévalorisante ou agressive (trou, bâton…).

Il ne s'agit pas de sous-estimer les petits mots colorés qu'utilise l'enfant et qui insufflent à la sexualité une connotation poétique, métaphorique. Il s'agit de connaître aussi les mots exacts afin de bien se comprendre en utilisant un langage commun. Il n'est pas question non plus de donner à l'enfant de vastes notions d'anatomie, mais bien de saisir les occasions ponctuelles et journalières permettant d'intégrer l'éducation à la sexualité à la vie quotidienne. L'éducatrice en garderie (p. 44) profite des réactions des enfants à un moment propice pour leur donner de l'information pertinente, rassurante. Ce faisant, elle n'extrait pas la sexualité de l'ensemble de la personne, du reste de l'univers.

Par ailleurs, parents et autres intervenants ont parfois encore tendance, hélas! sans trop s'en rendre compte, à définir la fille par ce qu'elle n'a pas, par exemple : « Tu es une fille parce que tu n'as pas de pénis. » D'abord, cette assertion est fausse ; ensuite, elle est négative et amène l'enfant à se percevoir comme s'il lui manquait quelque chose. Il est possible de positiver les termes, les expressions et, par ricochet, de renforcer une identité sexuelle en voie de formation : « Tu es une fille et tu as une vulve, un vagin, un clitoris, etc. » « Tu es un garçon et tu as un pénis, des testicules, etc. » La période allant de la naissance à six ans est cruciale pour le développement et la consolidation de l'identité sexuelle et de l'identité de genre. Le langage vient enrichir ou appauvrir la perception que l'enfant a de lui-même, en tant que fille ou garçon.

L'AUTOÉROTISME

L'enfant d'environ trois ans découvre que ses organes génitaux sont les parties de son corps qui le différencient de l'autre sexe. Il manifeste de l'intérêt pour tout ce qui le concerne. L'exploration de sa génitalité témoigne de ce besoin de découvertes, de cette curiosité. Cet intérêt pour ses organes génitaux le porte à s'examiner de très près ; il prend conscience, en se touchant, que cette région de son corps est particulièrement sensible. En frottant ses organes génitaux, la petite fille ou le petit garçon ressent du plaisir, variable en intensité d'un enfant à un autre. Ce plaisir peut être purement sensuel chez l'un et avoir une fonction de détente, d'apaisement chez l'autre.

L'enfant qui se masturbe inquiète bien des parents. L'autostimulation fait néanmoins partie de l'ensemble des découvertes sexuelles qu'un enfant peut faire. La plupart du temps, celui-ci privilégiera certains moments pour s'adonner à cette activité : le soir avant de s'endormir, durant un moment d'inactivité physique, en regardant la télévision, par exemple, ou parfois en situation de stress, etc.

L'enfant de cet âge devient de plus en plus un être social et il est en mesure de comprendre que la masturbation est une activité qui se pratique dans l'intimité. On fait sa toilette (bain, douche…) dans l'intimité et non devant les autres, au milieu du salon. Il en va de même pour tous les gestes intimes, masturbation incluse. Et surtout, l'enfant saisit très tôt l'idée «d'intimité», qu'il ne confondra pas avec les notions «en cachette» ou «interdit».

LES JEUX SEXUELS

Toujours guidé par sa soif de découvrir, de connaître et d'explorer, l'enfant aura besoin de vérifier avec ses pairs ses propres intérêts. À travers le jeu (p. 18 à 22), il se rassure : le sexe de l'autre est pareil au sien, ou différent (p. 42 et 43). Cette vérification auprès des pairs est présente même si l'enfant a pu voir ses parents ou ses frères et sœurs nus. Une démarche de socialisation, d'ouverture à autrui se réalise par l'intermédiaire des jeux sexuels avec les pairs. Ces activités s'accompagnent d'excitation, de ricanements, parfois de surexcitation quand le sentiment de «défendu» prime. Rappelons que, quand les enfants jouent au «docteur», l'auscultation ou le remède imaginaire sont aussi importants que le moment où on baisse sa culotte. L'enfant est tout à son jeu pendant toutes les étapes que celui-ci comporte. De plus, à travers les jeux sexuels, l'enfant se rassure sur sa normalité : il a besoin de se sentir conforme à ceux ou celles de son sexe, et différent de ceux ou celles de l'autre sexe. À quatre ou cinq ans, comparer son corps avec celui de papa ou de maman sous la douche n'est pas, vous le comprendrez, forcément rassurant!

S'il vous arrive de surprendre ou d'interrompre un jeu sexuel entre enfants, vous pouvez en profiter pour les rassurer sur la normalité de leur curiosité sexuelle.

Si les mots ne viennent pas, une attitude accueillante peut avoir le même effet. La maman de JoJo (p. 27) se contente de sourire quand cette dernière lui parle des jeux sexuels de l'après-midi. L'attitude non verbale peut, en certaines circonstances, être tout aussi signifiante que bien des mots. L'important est de renvoyer à l'enfant une attitude qui ne le fasse pas se sentir coupable ou honteux. Une telle situation peut aussi constituer un moment propice à faire un brin de prévention au sujet des abus sexuels : « Jamais avec les grands. Même pas ceux de la famille. » Vous comprenez qu'il ne s'agit pas de vous immiscer en devenant les « voyeurs » de leurs découvertes. Pudeur et respect de leur intimité sont de mise !

LA NAISSANCE, LES BÉBÉS

Tout ce qui entoure la naissance exerce toujours sur l'enfant une grande fascination. Il aime entendre parler de ces événements. Des informations limpides l'amènent à mieux se situer, à comprendre d'où il vient. Il est donc important de ne pas escamoter d'étapes afin que l'enfant perçoive un fil conducteur : désir, amour et rapprochement entre un homme et une femme, conception, fécondation, développement du fœtus, naissance. Pour la plupart des adultes, la partie la plus difficile à aborder est l'étape de la conception parce qu'elle implique la notion de plaisir lié à l'acte sexuel (p. 33 à 37). La conception/fécondation (p. 38), les neuf mois de vie intra-utérine (p. 48 et 49), la naissance et l'affectivité (p. 50 et 51) qui l'entoure sont, de façon générale, des thèmes dont on parle avec plus d'aisance.

Amener votre enfant à raconter comment il imagine sa vie dans l'utérus maternel et sa naissance peut être un exercice amusant et riche de saine complicité.

Plusieurs enfants perçoivent leur parent de l'autre sexe comme leur amoureux : « Moi, je vais me marier avec papa ! – Mais non. Ton papa est mon amoureux à moi. Plus tard, tu auras ton amoureux à toi. » L'enfant réalisera graduellement que ses parents forment un couple ou que le parent avec lequel il vit a des relations affectives et sexuelles qui ne lui enlèvent rien, à lui, l'enfant. Il renoncera naturellement à cet amour exclusif et s'ouvrira à d'autres relations. La démarche d'autonomie s'amorce dès la naissance…

LA PRÉVENTION DES ABUS SEXUELS

Parler de sexualité naturellement et simplement est une excellente façon de faire une démarche en cette matière. En parler sainement à l'enfant peut aussi développer sa responsabilité et prévenir la possibilité d'abus sexuels.

Nous avons choisi d'aborder cette question épineuse par le toucher (p. 58 à 62) afin d'amener l'enfant à distinguer le bon toucher du toucher abusif.

Il importe que, dès son plus jeune âge, l'enfant sache que son corps lui appartient, qu'il a le droit de dire non et surtout qu'il sente qu'il peut toujours parler de ce qui lui arrive à ses parents ou aux personnes en qui il a confiance. Votre attitude ici est d'une extrême importance. C'est elle qui déterminera le choix de l'enfant de s'ouvrir à vous ou bien de porter seul le poids de lourds secrets. Il ne s'agit pas de paniquer ou de faire peur à l'enfant, mais de l'informer de l'existence de ces réalités. La lune a une face éclairée et une face sombre. La forêt foisonne de beautés et de trésors ; elle recèle aussi des dangers. Il en va de même pour la sexualité. L'enfant doit savoir ce qui est beau et bon si l'on veut qu'il reconnaisse ce qui ne l'est pas.

Nous sommes portées à croire que, si l'enfant parvient simplement à distinguer ce qui est bon pour lui (ce à quoi il consent, ce dans quoi il se sent bien) de ce qui ne l'est pas (ce qui lui est imposé, ce dans quoi il se sent mal), il sera plus apte à exercer sa liberté et à se faire respecter.

Conclusion

Nous avons voulu, à travers le quotidien d'une enfant, laisser émerger les multiples facettes du développement sexuel en bas âge.

Nous avons souhaité aussi, par-delà notre préoccupation d'offrir de l'information sexologique, que ce livre soit beau, invitant et frais.

Cela, pour que le jeune enfant soit perçu et accueilli dans toute son intégrité humaine, sans exclusion de sa dimension sexuée et sexuelle.

Vos commentaires et ceux, dessinés, de vos tout-petits sont les bienvenus.
jo@jocelynerobert.com

ou

Jocelyne Robert
a/s Les Éditions de l'Homme
955, rue Amherst
Montréal (Québec)
H2L 3K4

Suivez l'auteure sur le Web
Blogue : jocelynerobert.com
Twitter : twitter.com/jocelynerobert
Facebook : facebook.com/JoJocelyneRobert
Adresse : jo@jocelynerobert.com

Suivez-nous sur le Web

Consultez nos sites Internet et inscrivez-vous à l'infolettre pour rester informé en tout temps de nos publications et de nos concours en ligne. Et croisez aussi vos auteurs préférés et notre équipe sur nos blogues !

EDITIONS-HOMME.COM

EDITIONS-JOUR.COM

EDITIONS-PETITHOMME.COM

EDITIONS-LAGRIFFE.COM

Cet ouvrage a été achevé d'imprimer sur les presses de
Imprimerie Transcontinental, Beauceville, Canada